指导单位：国家卫生健康委员会妇幼健康司

组织审定：国家卫生健康委员会"妇幼中医药健康素养研制与推广

妇 幼
中医药健康素养
实用手册

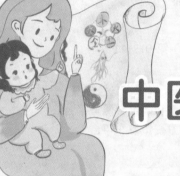

主　审　王永炎

主　编　翟华强　甄雪燕　张万龙

副主编　米　鑫　王玉东　王艳琴　赵振海

　　　　刘景诗　马　玲　魏娜敏　郝　伟

人民卫生出版社

·北 京·

图书在版编目（CIP）数据

妇幼中医药健康素养实用手册 / 翟华强，甄雪燕，张万龙主编 . —北京：人民卫生出版社，2022.2

ISBN 978-7-117-32820-3

Ⅰ.①妇… Ⅱ.①翟…②甄…③张… Ⅲ.①妇幼保健 — 手册 Ⅳ.①R17-62

中国版本图书馆 CIP 数据核字（2022）第 018911 号

人卫智网	**www.ipmph.com**	医学教育、学术、考试、健康，购书智慧智能综合服务平台
人卫官网	**www.pmph.com**	人卫官方资讯发布平台

妇幼中医药健康素养实用手册

Fuyou Zhongyiyao Jiankang Suyang Shiyong Shouce

主　　编：翟华强　甄雪燕　张万龙

出版发行：人民卫生出版社（中继线 010-59780011）

地　　址：北京市朝阳区潘家园南里 19 号

邮　　编：100021

E - mail：pmph @ pmph.com

购书热线：010-59787592　010-59787584　010-65264830

印　　刷：廊坊一二〇六印刷厂

经　　销：新华书店

开　　本：710×1000　1/16　印张：4

字　　数：62 千字

版　　次：2022 年 2 月第 1 版

印　　次：2022 年 3 月第 1 次印刷

标准书号：ISBN 978-7-117-32820-3

定　　价：39.00 元

打击盗版举报电话：010-59787491　E-mail：WQ @ pmph.com

质量问题联系电话：010-59787234　E-mail：zhiliang @ pmph.com

编　委（以姓氏笔画为序）

丁　新（首都医科大学附属北京妇产医院）

马　玲（武汉大学中南医院）

马良坤（中国医学科学院北京协和医院）

王　东（北京市房山区妇幼保健院）

王玉东（上海交通大学医学院附属国际和平妇幼保健院）

王学森（北京中医药大学）

王彦青（首都医科大学附属北京儿童医院）

王艳琴（清华大学玉泉医院）

王晓云（内蒙古自治区妇幼保健院）

王梦昕（北京中医药大学）

尹太郎（武汉大学人民医院）

石成玉（北京中医药大学）

刘　娇（北京中医药大学）

刘　颖（北京大学第三医院）

刘　毅（首都儿科研究所附属儿童医院）

刘永娟（北京市房山区妇幼保健院）

刘国秀（北京中医药大学）

刘春宇（北京市朝阳区孙河社区卫生服务中心）

刘景诗（湖南省妇幼保健院）

刘新敏（中国中医科学院广安门医院）

米　鑫（北京顺义区妇幼保健院）

许　岩（北京中医药大学）

孙茜茜（北京中医药大学）

李宁宁（北京中医药大学）

李丝雨（北京中医药大学）

李亚楠（北京中医药大学）

李易轩（北京中医药大学）

杨冬妹（清华大学玉泉医院）

杨琼华（华中科技大学同济医学院附属湖北妇幼保健院）

杨慧霞（北京大学第一医院）

吴力群（北京中医药大学东方医院）

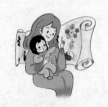

健康素养是指个人获取与理解基本健康信息和服务,并运用这些信息和服务做出正确决策,以维护和促进自身健康的能力。提升公民健康素养,是促进人民群众健康生活方式形成、改善人民群众健康状况的重要策略和措施,也是"健康中国"建设的重要抓手。我国已将居民健康素养评价指标纳入"健康中国""健康城市"发展规划之中,作为综合反映国家和区域健康事业发展的综合指标。

随着我国妇幼健康事业的快速发展,妇女儿童健康水平持续提高。现阶段我国妇幼健康核心指标总体优于中高收入国家平均水平,推动了我国妇幼健康事业进入新时代。2021年7月公布的《中共中央 国务院关于优化生育政策促进人口长期均衡发展的决定》,提出实施三孩生育政策及配套支持措施。随着三孩生育政策的全面落地,人民群众对妇幼健康服务的需求越来越强烈,对进一步提高我国妇女儿童健康素养水平提出了新的、更高的要求。我国有着世界上最大的妇女儿童群体,然而妇幼健康还面临着发展不平衡、服务不充分等诸多问题和挑战。"健康中国行动"将实施妇幼健康促进行动列为十五大行动之一,妇女儿童健康素养提升计划以妇幼健康促进为重点,广泛普及妇幼健康知识,培养健康行为和生活方式,是落实"健康中国行动"的具体举措。

中医药是中华民族的瑰宝,在妇幼健康领域具有深厚的理论基础和广泛的实践应用,在妇女儿童常见疾病诊疗和预防保健等方面具有独特优势,为造福广大妇女儿童健康、守护中华民族繁衍生息做出了巨大贡献。2014 年 6 月,国家卫生和计划生育委员会和国家中医药管理局联合发布《中国公民中医养生保健素养(42 条)》,2016 年 1 月国家卫生和计划生育委员会印发《中国公民健康素养(66 条)》,这些文件为中医药健康素养科学内涵的提出奠定了基础。2021 年 4 月,国家卫生健康委员会和国家中医药管理局联合印发了《推进妇幼健康领域中医药工作实施方案(2021—2025 年)》,旨在推进妇幼健康领域中医药工作。因此,研制和推广应用妇幼中医药健康素养,从明确中医药健康基本理念、指引妇幼健康生活方式、规范妇幼养生保健技能三方面提升妇幼中医药健康素养具有重要的科学价值和现实意义。

"两个一百年"的历史交汇点,是中华民族伟大复兴的历史新起点,代表着万象更新,政治、经济、科技、卫生健康事业大发展新机遇的到来。在"中西医并重"的方针指导下,中医药将充分发挥自身的优势,为人类生命健康做出新贡献。本书承蒙中央文史研究馆馆员、中国工程院院士、中国中医科学院名誉院长王永炎教授主审,得到了国家卫生健康委员会妇幼健康司"妇幼中医药健康素养研制与推广"专项课题立项资助。本书编委会由来自全国 30 余所高等医学院校和妇幼保健机构长期从事妇女儿童卫生保健专业医、教、研一线工作的经验丰富的专家组成。本书通过编制"妇女中医药健康素养"17 条和"儿童中医药健康素养"16 条,以通俗易懂、清晰明了的文字和精美的手绘图,向每一位读者传递健康的知识与信息,希望读者能够由此养成健康的生活方式与行为,掌握健康技能,有效地促进个人健康、增进家庭幸福,提升公民健康素养。

本书的编写得到了各参编单位领导的高度重视和支持,诸多专家学者参加了编写、校对、整理工作,在此一并致以诚挚谢意!时值中国妇幼保健协会妇女儿童健康素养促进工作委员会筹备工作之际,衷心祝愿我国妇幼中医药事业迎来春天!

《妇幼中医药健康素养实用手册》编委会

2021 年 12 月

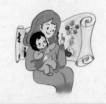

目 录 |

第一章

中医药健康素养基础知识

　　"健康中国"战略的实施离不开公民健康素养的提升。2019年,习近平总书记做出重要指示,要充分发挥中医药防病治病的独特优势和作用,为建设"健康中国"、实现中华民族伟大复兴的中国梦贡献力量。中医药是中华民族经过长期实践锤炼出的瑰宝,其理念与治疗方法被认为是养生保健的首选。中医药健康素养在一定程度上体现了中医治未病的思想,这种思想能够帮助人们防治疾病,促使其维护自身的健康,为个体增强健康素养贡献具有民族特色的思路。

一、提升中医药健康素养的必要性

　　公民健康是一个国家经济发展、社会进步、民族兴旺的基本保障。《中华人民共和国宪法》已经把维护全民的健康,提高各族人民的健康水平列为社会主义建设的重要任务之一,并制定了"健康中国"战略。健康素养被国际公认为维持全民健康的最经济有效的策略,因此卫生部于2008年1月发布了全世界第一份由政府颁布的有关公民健康素养的官方文件《中国公民健康素养——基本知识与技能(试行)》,并于2015年更新,推出《中国公民健康素养——基本知识与技能(2015年版)》。文件中规定健康素养是个人获取、理解、处理基本的健康信息和服务,并利用这些信息和服务做出有利于提高和维护自身健康决策的能力。因此,健康素养是一种能力,一种可以提高、维护自身健康的能力,一种当遇到健康问题时,能应用所掌握的健康知识与技能解决问题的能力。培养和提高公民健康素养,对促进未病预防、已病康复,推动"健康中国"建设具有重要意义。

　　判断与衡量个人是否具备良好的健康素养主要从以下三方面进行:第一,是否拥有正确的、基本的健康知识和理念;第二,是否培养了健康的生活方式与行为习惯;第三,是否掌握了维护和促进健康的基本技能。2008年,中国健康教育中心受卫生部委托组织实施了"首次中国居民健康素养调查",主要以问卷方式调查我国居民健康素养现状及存在的问题。调查结果显示,我国居民具备健康素养的总体水平为6.48%,具备基本知识和理念、健康生活方式与行为、基本技能三方面素养的人口比例分别为14.97%、6.93%和20.39%。截至2019年,我国居民具备健康素养的总体水平为19.17%,具备基本知识和理念素养的人口比例为34.31%,具备健康生活方式与行为素养的人口比例为 19.48%,具备基本技能素养的人口比例为 21.43%。与 2008 年相比,我国居民健康素养有较大提升,但在健康的生活方式与行为以及基本技能素养上仍需进一步加强,且存在着城乡、地区、人群间的健康素养水平分布不均衡的问题。

中医药是中华文明的瑰宝,是 5 000 多年文明的结晶,它包含着中华民族几千年的健康养生理念及其实践经验。历代医家均强调以养生为要务,认为养生保健是实现"治未病"的根本手段,"与其救疗于有疾之后,不若摄养于无疾之先""以方药治已病,不若以起居饮食调摄于未病"。在漫长的历史过程中,在中医理论指导下,古人提出了一系列养生原则和养生保健方法。如饮食养生强调食养、食节、食忌、食禁等;药物保健则注意药养、药治、药忌、药禁等。继承中医药养生文化,充分发挥中医药"治未病"的优势,对促进人民健康、建设"健康中国"具有重要的意义。

目前,我国关于公民中医药健康素养的研究已经起步。2014 年 6 月国家卫生和计划生育委员会和国家中医药管理局联合发布了《中国公民中医养生保健素养(42 条)》,但文件中对部分条目缺乏具体阐述,不利于人们的实践。完善中医药养生基本素养,对传承和弘扬中医药文化、提升公民的中医药健康素养具有重要的科学价值和现实意义。

二、掌握中医药健康素养的基本概念

中医药健康素养是指个人在获取和理解中医药基本理念与知识的基础上,形成积极的中医药信念,从而在疾病预防、治疗、康复、保健等方面使用中医药的行为与生活方式,以提高自身健康的能力。提升公民中医药健康素养,有利于公民生命质量的提升,有利于公民信中医、用中医的态度和行为的提升,从而为推动中医药发展、增强中华民族文化自信建设创建更加良好的环境。

中医养生保健是中医药健康素养重要的组成部分。养生(又称摄生、道生)一词最早见于《庄子》内篇。所谓生,就是生命、生存、生长之意;所谓养,即保养、调养、培养、补养、护养之意。养生是通过养精神、调饮食、练形体、慎房事、适寒温等各种方法实现的,是一种综合性的强身益寿活动。中医药养生是在中医药理论的指导下,探索和研究中国传统的颐养身心,增强体质,预防疾病,延年益寿的理论和方法,并以这种理论和方法指导人们保健活动的实用科学。

自古以来,人们将养生的理论和方法称为"养生之道"。《素问·上古天真论》说:"上古之人,其知道者,法于阴阳,和于术数,食饮有节,起居有常,不妄作劳,故能形与神俱,而尽终其天年,度百岁乃去。"此处的"道",就是养生之道。能否健康长寿,不仅在于能否懂得养生之道,更为重要的是能否把养生之道贯彻应用到日常生活中去。历代养生家由于各自的实践和体会不同,他们的养生之道在静神、动形、固精、调气、食养及药饵等方面各有侧重,各有所长。从学术流派来看,有道家养生、儒家养生、医家养生、释家养生和武术家养生之分,从不同角度阐述了养生理论和方法,丰富了养生学的内容。

在中医药理论指导下,养生学汲取各学派之精华,提出了一系列养生原则,如形神共养、协调阴阳、顺应自然、饮食调养、谨慎起居、和调脏腑、通畅经络、节欲保精、益气调息、动静适宜等,使养生活动有章可循、有法可依。饮食养生强调食养、食节、食忌、食禁等;药物保健则注意药养、药治、药忌、药禁等。传统的运动养生更是种类繁多,如动功有太极拳、八段锦、易筋经、五禽戏、保健功等;静功有放松功、内养功、强壮功、意气功、真气运行法等;动静结合功有空劲功、形神桩等,无论选学哪种功法,只要练功得法,持之以恒,都可收到健身防病、益寿延年之效。针灸、按摩、推拿、拔火罐等亦都方便易行,效果显著。诸如此类的方法不仅深受中国人民喜爱,而且远传世界各地,为全人类的保健事业做出了应有的贡献。

中医药养生继承了传统中医学的理论和古代哲学思想的精华,以"天人相应"和"形神合一"的整体观为出发点,主张从综合分析的角度去看待生命和生命活动。养生方法以保持生命活动的动静互涵、平衡协调为基本准则,主张"正气为本",提倡"预防为主",强调辩证思想。要求人们用持之以恒的精神,自觉、正确地运用养生保健的知识和方法,通过自养自疗,提高身体素质和抗衰防病的能力,达到延年益寿的目的。

▶ 如何认识生命?

生命是具有生长、发育活力,并按自然规律发展变化的过程。"生、长、壮、老、已",是人类生命的自然规律。探索生命的规律,对于中医药养生来说,有着极为深远的意义。

（一）生命的起源

《黄帝内经》认为，生命物质是宇宙中的"太虚元气"，在天、地、日、月、水、火相互作用下，由无生命的物质演变化生出来。天地之间之所以有品类无限多样的物种，都是物质自己的运动和变化，在时间进行中形成的。《素问·天元纪大论》所说"太虚廖廓，肇基化元……生生化化，品物咸章"，就是这个意思。人是最高等的动物，但也不过是"物之一种"，是从万物群生中分化出来的。所以《素问·宝命全形论》说："人以天地之气生，四时之法成。"

"人以天地之气生"，是说人类生命的起源于天地日月，其中主要源于太阳的火和地球的水。太阳是生命能量的源泉，地球的水（凡其所溶解的各种营养物质）是生命形质的原料。有生命的万物必须依靠天上的太阳和地上的水才能生存，人类当然也不例外。

"四时之法成"，是说人类还要适应四时阴阳变化的规律才能发育成长。因为人生于天地之间，自然界中的一切运动变化必然会直接或间接地对人体的内环境产生影响，而人体内环境的平衡协调和人体外界环境的整体统一，是人体得以生存的基础。在正常情况下，通过人体内部的调节可使内环境与外界自然环境的变化相适应，保持正常的生理功能。如果人的活动违反自然变化的规律，或外界自然环境发生剧变，而人体的调节功能又不能适应时，人体内、外环境的相对平衡都会遭到破坏而产生疾病。这说明"适者生存"仍是生物界不可逾越的客观规律。人类只有认识自然，才能更好地适应自然，改造自然，成为自然的主人。

（二）生命的运动形式

《庄子·知北游》说："人之生，气之聚也，聚则为生，散则为死。"这就是说，生命活动是自然界最根本的物质——气的聚、散、离、合运动的结果，生命是物质运动的形式。活着的人体，是一个运动变化着的人体。《素问·六微旨大论》进一步指出物质运动的基本形式是"升降出入"，"出入废则神机化灭，升降息则气立孤危，故非出入，则无以生长壮老已；非升降，则无以生长化收藏，是以升降出入，无器不有"。这就说明，只有运动才能化生万物，宇宙间的一切物质，尽管体积大小和生存的时间长短不同，但都处于不断的运动中。

升降出入运动，是人体气化功能的基本形式，也是脏腑经络、阴阳气血矛盾的基本过程。因此,在生理上人体脏腑经络的功能活动无不依赖于气机的升降出入,如肺的宣发与肃降,脾的升清与胃的降浊,心肾的水火相济,都是气机升降出入运动的具体体现。在预防疾病方面,同样要保持人体气机升降正常,才能抵御邪气侵犯,免生疾病。

(三) 生命的维持和死亡

《素问·生气通天论》说:"生之本,本于阴阳。"这就是说,生命的根本,就是阴阳。究其原因,是由于"阳化气,阴成形",而生命过程就是不断化气与成形的过程,即有机体同外界进行不断的物质交换和能量交换的过程。化气与成形,是生命本质自身的矛盾,两个对立面是不断斗争的,又是统一的。化气与成形互为消长,任何一方的太过或不及,均可导致另一方受损。但二者又结合于生命的统一体内,互相依存,互相转化。阳气化为阴精,阴精又化为阳气,否则"孤阳不生,独阴不长"。

人之所以有生命,在于构成人体的"气"具有生命力。人体生命力的强弱,生命的寿夭,就在于元气的盛衰及有无;新陈代谢的生化过程,称之为气化生理;生命的现象,本源于气机的升降出入等,都反映出气既是构成人体的基本物质,又是人体的生命动力。正因为气是生命活动的根本和动力,宋代《圣济总录》提出了"万物壮老,由气盛衰"的观点,并认为"人之有是形也,因气而荣,因气而病"。张景岳则反复强调气在防病延年中的重大意义,指出气是人体盛衰寿夭的根本。他说:"盖以大地万物皆由气化;气存数亦存,气尽数亦尽,所以生者由乎此,所以死者亦由乎此,此气不可不宝,能宝其气,则延年之道也。"同样,精、血、津液亦是构成人体及促进人体生长发育的基本物质,如《灵枢·经脉》说:"人始生,先成精,精成而脑髓生,骨为干、脉为营、筋为刚、肉为墙、皮肤坚而毛发长。"这就说明人体的产生必先从精始,由精而后生成身形五脏,皮、肉、筋、骨、脉等。不仅如此,人出生之后,犹赖阴精的充盈,从而维持人体的正常的生命活动,故《素问·金匮真言论》说:"精者,身之本也。"若阴精充盈,则生命活动旺盛,身健少病;若阴精衰虚,则生命活动减退,早衰多病。

综上所述,中医学认识人体的生命活动,是以体内脏腑阴阳气血为依据的。脏腑阴阳气血平衡,人体才会健康无病,不易衰老,寿命才能得以延长。这就是《素问·生气通天论》中"阴平阳秘,精神乃治;阴阳离决,

"精气乃绝"的理论。

 什么叫天年?

(一) 天年的概念

"天年",是我国古代对人的寿命提出的一个有意义的命题。天年,就是天赋的年寿,即自然寿命。人的生命是有一定期限的,古代养生家、医家认为在一百岁到一百二十岁之间。如《素问·上古天真论》:"……尽终其天年,度百岁乃去。"《尚书·洪范》:"寿、百二十岁也。"《养身论》亦说:"上寿百二十,古今所同。"

(二) 寿命的概念

寿命是指从出生经过发育、成长、成熟、老化以至死亡前机体生存的时间,通常以年龄作为衡量寿命长短的尺度。

一般计算年龄的方法又可分为两种,一种是时间年龄,又称历法年龄,是指人出生以后经历多少时期的个体年龄,我国常配以生肖属性,以出生年份来计算其岁数,一般由虚岁或足岁计算年龄。另一种是生物学年龄,是表示随着时间的推移,其脏器的结构和功能发生演变与衰老的情况。在生物学上又可分为生理年龄与解剖年龄。国外在确定退休准则时,设想应用生理年龄作为指标,可能比时间年龄更胜一筹。因为时间年龄和生物年龄是不完全相同的,前者取决于生长时期的长短,而后者取决于脏器功能及结构的变化过程。由于每个人的先天性遗传因素与后天性环境等因素不同,因此时间年龄和生物学年龄有时不完全相同。此外,还有"心理年龄",所谓"心理年龄"是指由社会因素和心理因素所造成的人的主观感受的老化程度,即主观感受年龄,也称"社会心理年龄",用于表示随着时间的推移,机体结构和功能的衰老程度。由于人与人之间的寿命有一定差别,因此在比较某个时期、某个地区或某个社会的人类寿命时,通常采用平均寿命。平均寿命常用来反映一个国家或一个社会的医学发展水平。

 怎样看待衰老?

衰老是人类正常生命活动的自然规律,人体在生长发育完成之后,便逐渐进入衰老(或称衰退)的过程。探讨衰老的概念、原因和衰老时的生理、病理改变,以及防止衰老的措施,是十分重要的。

衰老可分为两类,即生理性衰老及病理性衰老。生理性衰老系指随年龄增长到成熟期以后所出现的生理性退化,也就是人体在体质方面的年龄变化,这是一切生物的普遍规律。另一类为病理性衰老,即由于内在的或外在的原因使人体发生病理性变化,使衰老现象提前发生,这种衰老又称为早衰。

(一) 衰老的原因

中医学在对衰老原因的认识上,非常重视脏腑功能和精、气、神的作用,又很强调阴阳协调对人体健康的重要意义。

1. 肾阳亏虚

肾为先天之本,人的生长、发育、衰老与肾脏的关系极为密切。《素问·上古天真论》中"女子七七""丈夫八八"的一段论述,即是以肾气的自然盛衰规律来说明人体生长、发育、衰老的过程与先天禀赋的关系,从而提示衰老的关键在于肾气的盛衰。

肾属水,主藏精,为元气之本,一身阴阳生化之根。肾的盛衰影响着元气的盛衰和生化功能的强弱,肾虚则元气衰,元气衰则生化功能弱,人的衰老就会加速到来。

2. 脾胃虚衰

脾胃为后天之本,水谷皆入于胃,五脏六腑皆禀气于胃。若脾胃虚衰,饮食水谷不能被消化吸收,人体所需要的营养得不到及时补充,便会影响机体健康,从而加速衰老,甚至导致死亡。《黄帝内经》明确指出阳明为多气多血之经,而"阳明脉衰,面始焦、发始堕"是衰老的开始表现。

脾胃属土,为一身气机升降之中枢,脾胃健运,能使心肺之阳降,肝肾之阴升,而成天地交泰。若脾胃虚损,五脏之间升降失常,就会产生一系列病变,从而影响健康长寿。

3. 心脏虚衰

心藏神,主血脉,《素问·灵兰秘典论》称其为"君主之官"。心为生命活动的主宰,协调脏腑、运行血脉。心气虚弱,会影响血脉的运行及神志功能,从而加速衰老,故中医药养生尤其重视保护心脏,认为"主明则

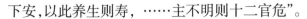

下安,以此养生则寿, ……主不明则十二官危"。

4. 肝脏衰惫

肝藏血,主疏泄,在体为筋,关系到人体气机的调畅,具有贮存和调节血量的作用。如《素问·上古天真论》说:"七八,肝气衰,筋不能动",即说明人体衰老的标志——活动障碍,是由肝虚而引起的。

5. 肺脏衰弱

肺主一身之气,《素问·六节藏象论》说:"肺者,气之本。"肺气衰,全身功能都会受到影响,出现不耐劳作,呼吸及血液循环功能逐渐减退等衰老表现。

6. 精气衰竭

精气是人体生命活动的基础,人的四肢、九窍和内脏的活动以及人的精神、思维、意识,都是以精气为源泉和动力的。因此,尽管人体衰老的因素繁多,表现复杂,但都必然伴随着精气的病变,精气虚则邪凑之,邪势猖獗则精损之,如此恶性循环则病留之。《素问·阴阳应象大论》曰:"年四十,而阴气自半也,起居衰矣;年五十,体重、耳目不聪明矣;年六十,阴痿、气大衰、九窍不利、下虚上实、涕泣俱出矣。"具体阐述了由于阴精阳气的亏损,人体会发生一系列衰老的变化。

7. 阴阳失调

阴阳的盛衰是决定寿命长短的关键,保持阴阳运动平衡状态是延年益寿的根本。《素问·阴阳应象大论》中就明确指出人的衰老同阴阳失调有关,即"能知七损八益,则二者可调,不知用此,则早衰之节也"。可见,阴阳失调能导致衰老,而调节阴阳就有抗衰老的作用。人到中年以后,由于阴阳平衡失调,机体即可受到各种致病因素的侵袭,从而疾病丛生,出现衰老。

(二) 早衰的原因

1. 社会因素

《素问·疏五过论》指出:"故贵脱势,虽不中邪,精神内伤,身必败亡。"由于社会地位的急剧变化,会给人带来精神和形体的衰老。

2. 自然环境

《素问·五常政大论》指出:"高者其气寿,下者其气夭。"高,是指空气清新,气候寒冷的高山地区;下,是指平原地区。因为"高者气寒",生物生长缓慢,生长期长,寿命也就长。而"下者气热",生物生长较快,寿命就相应短促。

3. 遗传因素

大量事实证明,人类的衰老和遗传有密切关系,因遗传特点不同,衰老速度也不一样。正如王充在《论衡·气寿篇》中所说:"强寿弱夭,谓禀气渥薄也……夫禀气渥则其体强,体强则其命长;气薄则其体弱,体弱则命短,命短则多病寿短","先天责在父母"。先天禀赋强则身体壮盛,精力充沛,不易变老。反之,先天禀赋弱则身体虚弱,精神委靡,衰老就提前或加速。

4. 七情太过

长期的精神刺激或突然受到剧烈的精神创伤,超过人体生理活动所能调节的范围,就会引起体内阴阳气血失调,脏腑经络功能紊乱,从而导致疾病的发生,促进衰老的来临。我国民间有"笑一笑,十年少""愁一愁,白了头"的谚语,就是这个道理。正如《吕氏春秋》中所说:"年寿得长者,非短而缓之也,毕其数也。毕数在乎去害。何谓去害?……大喜、大恐、大忧、大怒、大衰,五者损神则生害矣。"

5. 劳逸失度

《素问·上古天真论》曰:"以妄为常……故半百而衰也",这里明确指出,把妄作妄为当作正常的生活规律,只活到50岁就已显得很衰老了。所谓妄作妄为,是指错误的生活方式,包括范围很广,如劳伤过度、房劳过度、过于安逸等。

▶ 健康人的生理特征

迄今为止,人们发现,影响人类尽终其天年的因素虽然很多,但有两个是非常重要的,其一是衰老,其二是疾病。那么,推迟衰老的到来,防止疾病的产生就是延年益寿的重要途径。因此,研究健康人的生理特征,就显得很有必要。一般来说,一个健康无病,没有衰老的人,应该具备下列生理特征:

(一) 生理健康特征

1. 眼睛有神

眼睛是脏腑精气汇集之地,眼神的有无反映了脏腑的盛衰。因此,双目炯炯有神,是一个人健康的最明显表现。

2. 呼吸微徐

微徐，是指呼吸从容不迫，不疾不徐。《难经》认为："呼出心与肺，吸入肾与肝"，说明呼吸与人体脏腑功能密切相关。

3. 二便正常

《素问·五脏别论》说："魄门亦为五脏使，水谷不得久藏"，是说经过肠胃消化后的糟粕不能藏得太久，久藏则大便秘结，而大便通畅则是健康的反映。小便是排出水液代谢后糟粕的主要途径，与肺、肾、膀胱等脏腑的关系极为密切。小便通利与否，直接关系着人体的功能活动。

4. 脉象缓匀

此指人的脉象要从容和缓，不疾不徐。"脉者，血之腑也"，气血在脉道内运行，所以脉象的正常与否，能够反映气血的运行。

5. 形体壮实

指皮肤润泽，肌腠致密，体格壮实，不肥胖，亦不过瘦。因为体胖与体瘦皆为病态，常常是某些疾病带来的后果。

6. 面色红润

面色是五脏气血的外荣，而面色红润是五脏气血旺盛的表现。

7. 牙齿坚固

因齿为骨之余，骨为肾所主，而肾为先天之本，所以牙齿坚固是先天之气旺盛的表现。

8. 双耳聪敏

《灵枢·邪气脏腑病形》说："十二经脉，三百六十五络……其别气走于耳而为听。"其说明耳与全身组织器官有密切关系，若听力减退、迟钝、失听，是脏器功能衰退的表现。

9. 腰腿灵便

肝主筋、肾主骨、腰为肾之腑、四肢关节之筋皆赖肝血以养，所以腰腿灵便、步履从容，则证明肝肾功能良好。

10. 声音洪亮

声由气发，《素问·五脏生成》说"诸气者，皆属于肺"，声音洪亮，反映肺的功能良好。

11. 须发润泽

发的生长与血有密切关系，故称"发为血之余"。同时，又依赖肾脏精气的充养。《素问·六节藏象论》说："肾者……其华在发。"因此,头发的脱落、过早斑白是一种早衰之象,反映肝血不足,肾精亏损。

12. 食欲正常

中医学认为,"有胃气则生,无胃气则死",饮食的多少直接关系到脾胃的盛衰。食欲正常,则是健康的反映。

(二)心理健康特征

1. 精神愉快

《素问·举痛论》说："喜则气和志达,营卫通利",可见良好的精神状态,是健康的重要标志。七情和调、精神愉快,反映了脏腑功能良好。现代医学亦认为,人若精神恬静,大脑皮质的兴奋与抑制作用就能保持正常状态,从而发挥对整体的主导作用,自能内外协调,疾病就不易发生。

2. 记忆良好

肾藏精、精生髓,而"脑为髓之海"。髓海充盈,则精力充沛,记忆力良好;反之,肾气虚弱,不能化精生髓,则记忆力减退。

三、熟悉中医药养生保健的基本原则

为了便于掌握中医药养生的理论,有必要予以总结和归纳,提出若干基本原则,用于指导养生实践。事实上,千百年来所产生的诸多形式的养生方法,正是遵循了这些基本原则。

(一)协调脏腑,以平为期

五脏间的协调,即是通过相互依赖,相互制约,生克制化的关系来实现的。有生有制,则可保持一种动态平衡,以保证生理活动的顺利进行。脏腑的生理,以"藏""泻"有序为其特点。五脏是以化生和贮藏精、神、气、血、津液为主要生理功能;六腑是以受盛和传化水谷、排泄糟粕为其生理功能。藏、泻得宜,机体才有充足的营养来源,以保证生命活动的正常进行。任何一个环节发生了故障,都会影响整体生命活动而发生疾病。

脏腑协同在生理上的重要意义决定了其在养生中的作用。从养生角度而言,协调脏腑是通过一系列养生手段和措施来实现的。协调的含义大致有二：一是强化脏腑的协同作用，增强机体新陈代谢的活力；二是纠偏，当脏腑间偶有失和，及时予以调整，以纠正其偏差。这两方面内容作为养生的指导原则之一，贯彻在各种养生方法之中，如四时养生中强调春养肝、夏养心、长夏养脾、秋养肺、冬养肾；精神养生中强调情志舒畅，避免五志过极伤害五脏；饮食养生中强调五味调和，不可过偏等，都是遵循协调脏腑这一指导原则而具体实施的。

正如《素问·至真要大论》所云："谨察阴阳所在而调之，以平为期。""以平为期"，就是以保持阴阳的动态平衡为准则。中国的传统健身术和功法都体现了这一思想，传统功法可概括为虚实、刚柔、吸斥、动静、开合、起落、放收、进退，称为八法。它完全符合阴阳变化之理，以及"对立统一""协调平衡"的自然规律。太极拳运动更是把人体看成一个太极阴阳整体，主张虚中有实、实中有虚、刚柔相济、动静相兼，每个姿势和每个动作都体现相反相成、阴阳平衡的特点。可见，协调平衡是生命整体运动之核心。

（二）畅通经络，调息养气

经络是气血运行的通道。只有经络通畅，气血才能川流不息地营运于全身。只有经络通畅，才能使脏腑相通、阴阳交贯，内外相通，从而养脏腑、生气血、布津液、传糟粕、御精神，以确保生命活动顺利进行，新陈代谢旺盛。所以说，经络以通为用，经络通畅与生命活动息息相关。一旦经络阻滞则影响脏腑协调，气血运行也受到阻碍。因此，《素问·调经论》说："五脏之道，皆出于经隧，以行血气，血气不和，百病乃变化而生。"所以，畅通经络往往作为一条养生的指导原则，贯穿于各种养生方法之中。

畅通经络在养生方法中的主要形式有二：一是活动筋骨，以求气血通畅。如太极拳、五禽戏、八段锦、易筋经等，都是用动作达到所谓"动形以达郁"的锻炼目的。活动筋骨，则促使气血周流，经络畅通；气血脏腑调和，则身健而无病。二是开通任督二脉，营运大小周天。在气功导引法中，有开通任督二脉，营运大小周天之说，任脉起于胞中，循行于胸、腹部正中线，总任一身之阴脉，可调节阴经气血；督脉亦起于胞中，下出会阴，沿脊柱里面上行，循行于背部正中，总督一身之阳脉，可调节阳经气血。任督二脉的相互沟通，可使阴经、阳经的气血周流，互相交贯，《奇经八脉考》中指出："任督二脉，此元气之所由生，真气之所由起。"因而，任督二脉相通，可促进真气的运行,协调阴阳经脉,增强新陈代谢的活力。由于任督二脉循行于胸腹、背,二脉相通,则气血运行如环周流,故在气功导引中称为"周天",因其仅限于任督二脉,并非全身经脉,故称为"小周天"。在小周天开通的基础上,周身诸经脉皆开通,则称为"大周天"。所谓"开通",是因为在气功、导引诸法中,要通过意守、调息,以促使气血周流,打通经脉。一旦大、小周天能够通畅营运,则阴阳协调、气血平和、脏腑得养,精充、气足、神旺,故身体健壮而不病。开通任督二脉,营运大小周天,其养生健身作用都是以畅通经络为基础的,由此也可以看出畅通经络这一养生原则的重要意义。

养气主要从两方面入手,一是保养元气,一是调畅气机。元气充足,则生命有活力,气机通畅,则机体健康。保养正气,首先是顺四时、慎起居,如果人体能顺应四时变化,则可使阳气得到保护,不致耗伤。即《素问·生气通天论》所说:"苍天之气,清静则志意治,顺上则阳气固,虽有贼邪,弗能害也。此因时之序。"故四时养生、起居保健诸法,均以保养元气为主。保养正气,多以培补后天,固护先天为基础,饮食营养以培补后天脾胃,使水谷精微充盛,以供养气。而节欲固精,避免劳伤,则是固护先天元气的措施。先天、后天充足,则正气得养,这是保养正气的又一方面。此外,调情志可以避免正气耗伤,省言语可使气不过散,都是保养正气的措施。至于调畅气机,则多以调息为主。《类经·摄生类》指出:"善养生者导息,此言养气当从呼吸也。"呼吸吐纳,可调理气息,畅通气机,宗气宣发,营卫周流,可促使气血流通,经脉通畅。故古有吐纳、胎息、气功诸法,重调息以养气。在调息的基础上,还有导引、按跷、健身术以及针灸诸法。通过不同的方法,活动筋骨、激发经气、畅通经络,以促进气血周流,达到增强真气运行的作用,以促进新陈代谢。足以看出,在诸多养生方法中,都将养气作为基本原则之一而具体予以实施,足见养气的重要。

(三) 清静养神,节欲保精

在机体新陈代谢过程中,各种生理功能都需要神的调节,故神极易耗伤而受损。因而,养神就显得尤为重要。《素问病机气宜保命集》中指出:"神太用则劳,其藏在心,静以养之。"所谓"静以养之",主要是指静神不思、养而不用,即便用神,也要防止用神太过。《素问·痹论》中说:"静则神藏,躁则消亡",也是这个意思。静则百虑不思,神不过用,身心的清静有助于神气的潜藏内守。反之，神气过用、躁动往往易致耗伤，会使身体健康受到影响。所以，《素问·上古天真论》中说"精神内守，病安从来"，强调了清静养神的养生保健意义。

清静养神是以养神为目的，以清静为大法。只有清静，神气方可内守。清静养神原则的运用归纳起来，要点不外有三。一是以清静为本，无忧无虑，静神而不用，即所谓"恬淡虚无"之态，其气即可绵绵而生；二是少思少虑，用神而有度，不过分劳耗心神，使神不过用，即《类修要诀》所谓"少思虑以养其神"；三是常乐观，和喜怒，无邪念妄想，用神而不躁动，专一而不杂、可安神定气，即《黄帝内经》所谓"以恬愉为务"。这些养生原则在传统养生法中均有所体现。如调摄精神诸法中的少私寡欲，情志调节；休逸养生中的养性恬情；气功、导引中的意守、调息、入静；四时养生中的顺四时而养五脏；起居养生中的慎起居、调睡眠等，均有清静养神的内容。

由于精在生命活动中起着十分重要的作用，所以要想使身体健康而无病，保持旺盛的生命力，养精十分重要。《类经》明确指出："善养生者，必宝其精，精盈则气盛，气盛则神全，神全则身健，身健则病少，神气坚强，老而益壮，皆本乎精也。"保精的意义，由此可见。保精的另一方面含义，还在于保养肾精，也即狭义的"精"。男女生殖之精是人体先天生命之源泉，不宜过分泄漏，如果纵情泄欲，会使精液枯竭，真气耗散而致未老先衰。《千金要方·养性》中指出："精竭则身惫。故欲不节则精耗，精耗则气衰，气衰则病至，病至则身危。"告诫人们宜保养肾精，这是关系到机体健康和生命安危的大事。精不可耗伤，养精方可强身益寿，作为养生的指导原则，其意义也正在于此。

欲达到养精的目的，必须抓住两个关键环节。其一为节欲。所谓节欲，是指对于男女间性欲要有节制、顺应自然。男女之欲是正常生理要求，欲不可绝，亦不能禁，但要注意适度，不使太过，做到既不绝对禁欲，也不纵欲过度，即是节欲的真正含义。节欲可防止阴精的过分泄漏，保持精盈充盛，有利于身心健康。在中医养生法中，如房事保健、气功、导引等，均有节欲保精的具体措施，这些均是这一养生原则的具体体现。其二是保精，此指广义的精而言。精禀于先天，养于水谷而藏于五脏，若后天充盛，五脏安和，则精自然得养，故保精即是通过养五脏以不使其过伤，调情志以不使其过极，忌劳伤以不使其过耗，来达到养精保精的目的，也就是

《素问·上古天真论》所说"志闲而少欲,心安而不惧,形劳而不倦"。避免精气伤耗,即可保精。在传统养生法中,调摄情志、四时养生、起居养生等诸法中,均贯彻了这一养生原则。

（四）综合调养,持之以恒

人是一个统一的有机体,无论哪一个环节发生了障碍,都会影响整体生命活动的正常进行。所以,养生必须从整体着眼,注意到生命活动的各个环节,全面考虑,综合调养。

综合调养的内容,不外着眼于人与自然的关系以及脏腑、经络、精神情志、气血等方面。具体说来,有顺四时、慎起居、调饮食、戒色欲、调情志、动形体,以及针灸、推拿、按摩、中药养生等诸方面内容。恰如李梴在《医学入门·保养说》中指出的:"避风寒以保其皮肤、六腑""节劳逸以保其筋骨五脏""戒色欲以养精,正思虑以养神""薄滋味以养血,寡言语以养气"。避风寒就是顺四时以养生,使机体内外功能协调;节劳逸就是指慎起居、防劳伤以养生,使脏腑协调;戒色欲、正思虑、薄滋味等,是指精、气、神的保养。动形体、针灸、推拿按摩,是调节经络、脏腑、气血,以使经络通畅、气血周流,脏腑协调;药物保健则是以药物为辅助,强壮身体、益寿延年。从上述各不同方面对机体进行全面调理保养,使机体内外协调,适应自然变化,增强抗病能力,避免出现失调、偏颇,达到人与自然、体内脏腑气血阴阳的平衡统一,便是综合调养。

养生保健不仅要方法合适,而且要坚持不懈地努力,才能不断改善体质。只有持之以恒地进行调摄,才能达到目的。其大要有以下三点:

1. 养生贯穿一生

在人的一生中,各种因素都会影响最终寿限,因此,养生必须贯穿一生。中国古代养生家非常重视整体养生法。金元时期著名医家刘完素提出人一生"养、治、保、延"的摄生思想。明代张景岳特别强调胎孕养生保健和中年调理的重要性,其在《类经》中指出:"凡寡欲而得之男女,贵而寿,多欲而得之男女,浊而夭。"告诫为人父母者生命出生之前常为一生寿夭强弱的决定性时期,应当高度重视节欲节饮,以保全精血,造福后代。刘完素在《素问病机气宜保命集》中指出:"人欲抗御早衰,尽终天年,应从小入手,苟能注重摄养,可收防微杜渐之功。"根据少年的生理特点,刘氏提出

"其治之之道,节饮食,适寒暑,宜防微杜渐,用养性之药,以全其真"。张景岳主张儿童多要补肾,通过后天调养补先天不足,保全真元对中年人身体健壮有重要意义。人的成年时期是一生中的兴旺阶段,据此特点,刘完素认为"其治之之道,辨八邪,分劳佚,宜治病之药,当减其毒,以全其真"。这种"减毒"预防伤正的思想,对于抗御早衰具有很重要的作用。张景岳更强调指出:"人于中年左右,当大为修理一番,则再振根基,尚余强半。"通过中年的调理修整,为进入老年期做好准备。人到老年,生理功能开始衰退,故刘完素指出"其治之之道顺神养精,调腑和脏,行内恤外护",旨在内养精、气、神,外避六淫之邪,保其正气,济其衰弱。对于高龄之人,可视其阴阳气血之虚实,有针对性地采取保健措施。刘完素指出:"其治之之道,餐精华,处奥庭,爕理阴阳,周流和气,宜延年之药,以全其真。"(《素问病机气宜保命集》)根据高年之生理特点,适当锻炼,辅以药养和食养,有益于延年益寿。古人的这种整体养生思想比较符合现代对人体生命和养生的认识。

2. 练功贵在精专

中医养生保健的方法很多,要根据自己各方面的情况合理选择。选定之后,就要专一、精练,切忌见异思迁,朝秦暮楚。因为每一种功法都有自身的规律,专一精练能强化生命运动的节律,提高生命运动的有序化程度。如果同时练几种功法,对每一种功法都学不透,则起不到健身作用,而且各种功法的规律不完全相同,互有干扰,会影响生命活动的有序化,身体健康水平不可能提高。

古人云,药无贵贱,中病者良;法无优劣,契机者妙。练功要想有益健康,就得遵循各种功法的自身规律,循序渐进,坚持不懈,专心致志去练,不可急于求成,练得过多过猛。只要树立正确态度,掌握正确的方法,勤学苦练,细心体会,就能取得强身健身的效果。

3. 养生重在生活化

提倡养生生活化,就是要积极主动地把养生方法融入日常生活的各方面。因为作、息、坐、卧、衣、食、住、行等,必须符合人体生理特点、自然和社会的规律,才能给我们的工作、学习和健康带来更多的益处。总之,养生是人类之需,社会之需,日常生活中处处都可以养生,只要把养生保健的思想深深扎根于生活之中,掌握健身方法,即可做到防病健身,祛病延年,提高健康水平。

第二章

妇女中医药健康素养

　　构建妇女中医药健康素养,对于提高妇女生活质量,促进妇女事业的持续发展具有重要意义。妇女中医药健康素养包括妇女中医药健康基本知识和理念、妇女健康生活方式与行为、妇女养生保健基本技能三方面内容。

一、基本知识和理念

1. 妇女中医药健康素养的定义

　　妇女中医药健康素养是指在中医药理论指导下,从情志调理、生活起居、饮食调整、运动养生、疾病防治五方面对妇女不同时期进行宣教指导,达到增强体质、预防疾病、延年益寿的目的。

　　(1)情志调理

　　情志,指人的情绪、情感。积极的情绪、情感对妇女健康有着极其重要的作用。妇女若受到过度的精神刺激,情志发生变化,主要引起气分病变,继而引起血分病变,使气血不和,以致机体阴阳失调、脏腑功能失常而发病。

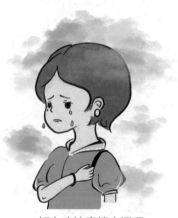

妇女应注意情志调理

　　(2)生活起居

　　起居有常,主要是指起卧作息和日常生活的各方面有一定的规律并合乎自然界和人体的生理常度。妇女要起居规律、劳逸结合、科学睡眠,避免熬夜和久卧。居室环境清洁安静,根据季节变化及自己的体质增减衣物。做到起居有常,可以疏通气血、调节精神、消除疲劳。

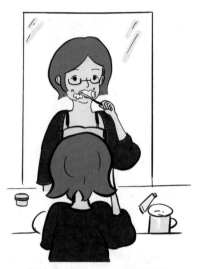

妇女应注意生活起居有规律

（3）饮食调整

合理的饮食不仅可以提供生命所需的能量,还可以补益人体的精气神,保障机体功能的协调平衡,达到强健体魄、益寿延年的目的。饮食不当,如暴饮暴食、饮食偏嗜,或寒温失宜,都可损伤脾胃,引起诸病。妇女若过食辛辣之品,可致月经先期、月经过多、胎动不安等;过食寒凉生冷食物,可致痛经、闭经、带下病等。

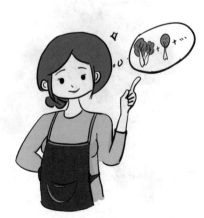

妇女应注意饮食调整

（4）运动养生

运动养生，是指运用各种器械或者徒手的运动方式来锻炼身体，从而达到增强体质、愉悦心情、延年益寿的目的。妇女通过持之以恒的适度运动可以活动筋骨，调节气息，静心宁神，有助于畅达经络，疏通气血，调和脏腑。

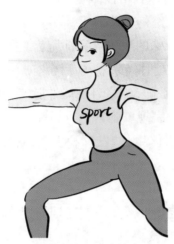

妇女应注意运动养生

（5）疾病防治

疾病防治包括疾病的预防和治疗，体现了中医"治未病"的思想。"未病"不仅是指身体处于尚未发生疾病时的状态，而且包括疾病在动

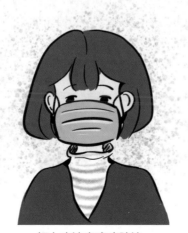

妇女应注意疾病防治

态变化中可能出现的趋向和未来时段可能表现出的状态,包括未病先防、既病防变和病后防复。"治未病"是"防患于未然"在中医学中的具体应用,妇女的疾病防治也体现在中医保健、预防、养生、医疗、康复全过程。

因此,妇女在情志调理、生活起居、饮食调整、运动养生、疾病防治这五方面进行养生保健,可达到增强体质、预防疾病、延年益寿的目的。

2. 妇女健康养生保健的六个阶段

妇女在生理上有特殊的生殖器官即胞宫(子宫),女性进入青春期最主要的生理变化之一就是月经来潮,随后会有胎孕、产育和哺乳等特殊功能,这些特殊功能正是脏腑、经络(任脉、冲脉、督脉、带脉)、气血、天癸的化生功能作用于胞宫的表现。胞宫是行经和孕育胎儿的器官;天癸是肾中产生的一种能促进人体生长、发育和生殖的物质;气血是行经、养胎、哺乳的物质基础;脏腑是气血生化之源;经络是联络脏腑、运行气血的通路。

女子从出生到衰老需要经历不同时期的变化,正如《素问·上古天真论》所说:"女子七岁,肾气盛,齿更发长;二七而天癸至,任脉通,太冲脉盛,月事以时下,故有子;……七七任脉虚,太冲脉衰少,天癸竭,地道不通,故形坏而无子也。"这段话的意思是说,正常女子到了七岁时,肾气旺盛,开始推动身体的生长发育,换牙齿、头发逐渐茂盛;十四岁时,天癸产生,且任脉之气通畅,冲脉之精血充盛,才能使胞宫有月经、胎孕的生理功能;……四十九岁时,任脉、冲脉气血虚弱,天癸枯竭,月经停止,所以身体衰老,失去了生育能力。这也体现了生、长、壮、老、已的生长规律。

因此,根据女性的生理特点及生长规律,在妇女中医药健康素养中,把妇女的健康养生保健分为青春期、妊娠期、产褥期、更年期、绝经期、老年期这六个阶段。

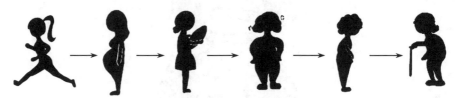

天癸在妇女不同阶段的变化

3. 月经期四个阶段的生理特点及养生保健重点

健康女子到了 14 岁左右，月经开始来潮。月经第一次来潮，称为初潮。到 49 岁左右月经闭止，称为"绝经"或"断经"。从初潮到绝经，中间除妊娠期、哺乳期外，月经都是有规律地按时来潮。月经期要避免熬夜，以保暖为主，不宜冒雨涉水，冷水洗脚、洗澡。若受寒着凉则气血凝滞，可致月经后期、月经过少或痛经。月经来潮期间，注意卫生，勤换卫生巾，禁止性交、盆浴和游泳，采用淋浴的方式清洗外阴道。

按照月经不同时期阴阳转化与消长节律的不同，将月经周期分为四个阶段。第一阶段为月经期，即月经来潮的 1~4 天。此期属于重阳必阴的转化阶段，"重阳必阴"出自《素问·阴阳应象大论》，是指当阳气亢盛到一定限度时，会出现阴的现象或向着阴的方向转化，月经期特点是排出经血，去旧生新，应活血化瘀、调经。第二阶段为经后期，即月经 5~14 天。此期经血基本排泄干净，血海空虚，阴血不足，正值蓄养精血的生理阶段，处于"阴长期"，故宜滋肾养精血，以促使阴血恢复，达到重阴的生理状态。第三阶段为经间期，即两次月经中间。此期的特点是阴血不断充盛，进入重阴转阳、阴阳转化的过程，应补肾活血，重在促新。备孕女性可以在此期间安排同房，并保持心情舒畅，适当运动。第四阶段为经前期，即排卵后至下次月经来潮。此期又称阳长期，阴血旺盛，阳气逐渐增长，达到重阳的生理状态，为行经和孕育做好充分准备。应以补肾阳为主，佐以滋阴（表 2-1）。

表 2-1　月经周期的特点及保健要点

月经周期	时间	特点		保健要点
月经期	月经来潮的 1~4 天	重阳必阴	避免熬夜、注意保暖、注意卫生	活血化瘀，调经
经后期	月经 5~14 天	阴长期		滋肾养精血
经间期	两次月经中间	重阴转阳，阴阳转化		补肾活血，重在促新。备孕女性可安排同房，并保持心情舒畅，适当运动
经前期	卵后至下次月经来潮	阳长期		补肾阳为主，佐以滋阴

4. 备孕前主动接受孕前保健，做好身体状态的调整

孕前保健是中医"治未病"思想的体现。运用中医"治未病"思想，通过优生咨询、孕前检查、健康教育、孕前身体状态调理的模式，结合中医药技术对备孕妇女进行疾病防护和健康调理，可以减少妊娠合并症的发生，有利于改善孕期母婴的健康状况，对提高出生人口素质和妇幼保健水平具有重要的意义。

备孕妇女应该养成良好的生活习惯，计划怀孕前 6 个月，夫妻双方应戒烟、禁酒，并远离吸烟环境；规律作息，避免熬夜，最好能够在晚上 11 点以前就寝。夜里 11 点到次日凌晨 1 点称为子时，胆经当令，是一天中最黑暗的时候，阳气开始生发。凡五脏六腑皆以气机通顺为要，肝胆气机通顺，则五脏六腑之气机条达有力，五脏六腑功能自可正常运行。《素问·六节藏象论》中提出"凡十一脏取决于胆也"，胆气生发起来，全身气血才能随之而起。因此子时前入睡者，晨醒后头脑清晰、气色红润。

调整孕前体重至适宜水平，饮食全面，合理搭配。正如《素问·脏气法时论》中所说"五谷为养，五果为助，五畜为益，五菜为充，气味合而服之，以补精益气"，是指谷豆类食物可以滋养正气，水果可以促进食物的消化，畜禽类食物可以补益精气，蔬菜可丰富和充实膳食结构，五谷、五果、五畜、五菜的相互协同作用，品种多样，荤素搭配，才能保证气味相合，补益精气，维持正常的生命所需。其中五谷为黍、秫、菽、麦、稻，五畜为牛、犬、羊、猪、鸡，五菜为葵、韭、藿、薤、葱，五果为枣、李、栗、桃、杏。

备孕妇女应坚持每天至少 30 分钟中等强度的运动，改变少动久坐的不良习惯，增强身体尤其是骨盆腔的血液循环，保持生殖系统功能。

5. 妊娠期要重视胎教

胎教，是指为了促进胎儿生理和心理的健康发育成长，同时确保孕产妇能够顺利度过孕产期所采取的精神、饮食、起居、劳逸等各方面的保健措施（表 2-2）。妊娠期要重视胎教，唐代孙思邈在《备急千金要方》中提出，孕妇情志舒畅，则体内气机亦和谐通达，五脏六腑得以发挥各自功能，从而使胎儿顺利生长发育；尽早开始胎教则生子聪慧。所以在情志调护中应设法消除紧张、恐惧、忧虑、烦恼、愤怒等不良刺激，通过调理精神情绪来调整气机而达到整体系统的平衡，使孕妇心情愉快、身体舒适。

表 2-2　妊娠期胎教各方面保健要点

精神	保持心情愉悦,身体舒适;避免不良情绪
饮食	孕早期:保证基本的能量供应即可,可少量多餐。保证每天摄入不低于130g的谷类
	孕中晚期:营养均衡,不宜过咸
起居	环境清静,寒温适宜,保持睡眠充分
劳逸	适当的劳动和休息,每天不少于30分钟的身体活动
房事	主张节欲,避免房事

妇女尤其要特别重视孕期前3个月的教育,《备急千金要方》中"养胎第三"指出妊娠一月要"寝必安静";二月要"居必静处";三月要"调心神,和情性""无悲哀思虑惊动";四月要"和心志",提出胎儿成形前应重视养胎、胎教活动,要求孕妇主动接触美好事物,加强自身精神品德修养。保持宁静的生活环境,有利于孕妇情志的安定,培养孕妇丰富的兴趣爱好,接受文学、礼仪、艺术的熏陶,为腹中胎儿创造一个良好的内、外环境,能在无形中感化胎儿。

妊娠后妇女的变化,明显的表现是月经停止来潮,脏腑、经络的阴血下注冲任,以养胎元。因此妊娠期间整个机体出现"血感不足,气易偏盛"的特点。

在饮食上,妊娠初期,由于血聚于下,冲脉气盛,肝气上逆,胃气不降,则出现饮食偏嗜、恶心作呕等现象,若孕吐严重不能维持孕前平衡膳食,只要保证基本的能量供应即可,可少量多餐。为避免孕早期酮症酸中毒对胎儿神经系统发育的不利影响,进食困难者也必须保证每天摄入不低于130g的谷类。孕中晚期保持营养均衡,保持脾胃调和,大便通畅。饮食不宜过咸,以预防子肿(肢体、面目肿胀)、子满(胎水肿满)。

在起居上,强调居处环境清静,注意寒温适宜,避免六淫邪气的侵袭;睡眠要充分,又不宜过于贪睡,以免气滞。对夜间睡眠效率低的孕妇应调整作息时间,减少白天睡眠时间;对于存在严重睡眠剥夺的孕妇,需增加在床上的时间以确保睡眠时长,并在入睡前少饮水以减少夜间如厕次数。衣服宜宽大些,腹部和乳房不宜紧束。

在劳逸上,妊娠期适当劳动和休息,以便气血流畅。主张动静互涵,不宜过持重物或攀高涉险,以免伤胎。每周测量体重,维持孕期适宜增重。健康的孕妇每天应进行不少于 30 分钟的中等强度身体活动。

在房事上,主张节欲,尤其是孕早期 3 个月和孕晚期 2 个月,应避免房事,以防导致胎动不安、堕胎、早产及感染邪毒。

6. 分娩期要缓解紧张情绪,适时休息,适当运动

分娩,特指胎儿脱离母体成为独立存在的个体这段时期和过程。清代竹林寺僧在《竹林女科证治》中指出:"产妇临盆必须听其自然,不宜催逼。安其神志,不使惊慌,直待瓜熟蒂自落矣。"产妇的情志舒畅有利于分娩。分娩期宫缩频作,腹痛剧烈,产妇应克服恐惧和焦虑,调整呼吸,在宫缩时做深而慢的呼吸缓解紧张情绪。轻音乐能帮助产妇放松心情和分散注意力,减轻疼痛感。在宫缩间歇,产妇应多休息,恢复体力,适时饮水,进食高热量、易消化的清淡食物,并及时排便。

分娩时鼓励适当活动,在医生或助产士的指导下使用导乐球、导乐凳、走步车等,缓解疼痛,加速产程进展。

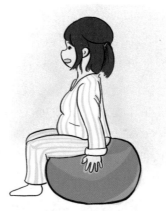

妇女可以在分娩时适当活动

7. 产褥期需充分休息,恢复体力,心情愉悦,保持乳量。适当运动,锻炼盆底肌

产妇分娩结束,到全身器官(除乳房外)恢复至未孕状态时的一段时间,称产褥期,需 6~8 周,一般为 6 周。唐代孙思邈在《备急千金要方·求子》指出:"产后之病,难治于余病也。妇人产讫,五脏虚羸,惟得将补,不可转泻。"产褥期机体气血骤然亏虚,阴阳失衡,特别是剖宫产,气血亏耗大,

更易伤阴损阳,元气受损。分娩使胞宫脉络损伤,必有瘀血内停,有赖产后胞宫自身不断排出余血,使得瘀血去,新血生,血止而子宫恢复孕前状态。

产妇要充分休息,保证睡眠时间,不宜过早进行劳动,不宜过累,减少产后出血、恶露不绝。正常情况下,产后 3 天由于胎盘激素的影响,乳房开始分泌乳汁,初始乳汁量少、质稀、色淡黄,以后逐渐增多、质稠、色白。如 3 天后乳汁分泌甚少或全无,称产后缺乳,亦称产后乳汁不足。乳汁乃气血化生,资于冲任,赖肝气疏泄与调节,产妇应保持心情舒畅,精神愉快,切忌暴怒或忧思,以免气结血滞,引起腹痛、缺乳等病变。饮食上加强营养,合理均衡,忌吃辛辣刺激性食物和性寒生冷食物。适度运动,恢复体重,进行凯格尔运动及盆底肌训练可改善分娩结局、提高产妇盆底肌功能。

8. 更年期注意劳逸结合,生活有规律,调节情志

更年期是妇女由成熟期进入老年期的一个过渡时期,一般发生于 45~55 岁。卵巢功能由活跃转入衰退,排卵变得不规律,直到不再排卵。月经渐趋不规律,最后完全停止。明代张景岳在《景岳全书·妇人规》中记载:"妇人于四旬外,经期将断之年,多有渐见阻隔,经期不至者。当此之际,最宜防察。"更年期因肾气渐衰,冲任脉虚,天癸将绝,若妇女禀赋不足,容易造成阴阳失调、脏腑功能紊乱等疾病。

因此,更年期女性应参加适当的劳动和活动,不可过于安逸少动,宜做适当运动。适寒温起居,以避免外邪侵袭。调节饮食,以低热量、低脂肪、低盐、低糖为宜,保证每日谷类食物的摄入。更年期妇女每天需要 7~8 小时的睡眠时间,午睡时间宜 15~20 分钟。睡前还要注意忌饱食、浓茶和咖啡,可在睡前喝杯牛奶或热水泡脚以助睡眠,也可通过听舒缓的音乐促进睡眠。日常生活要轻松愉快,避免焦虑、忧伤、气愤等情绪,房事要节制,以养精神。

9. 绝经期和老年期要四季养生,饮食有节,调节情志,起居有时,适量运动

《灵枢·天年》中记载:"五十岁,肝气始衰,肝叶始薄,胆汁始减,目始不明;六十岁,心气始衰,若忧悲,血气懈惰,故好卧;七十岁,脾气虚,皮肤枯;八十岁,肺气衰,魄离,故言善误;九十岁,肾气焦,四脏经脉空虚;百岁,五脏皆虚,神气皆去,形骸独居而终矣。"绝经期和老年期肾气虚,天癸已竭,生殖器官萎缩,机体内分泌功能普遍低落,卵巢功能进一步衰

退。此时期妇女易受感染发生老年性阴道炎,出现骨质疏松而易发生骨折,心、脑功能亦随之减退,全身功能处于衰退期。

绝经期和老年期女性宜温忌寒,在深秋和冬季选择食用具有滋补功效的食品,以保养元气。在热天则要少食生冷食品,以防损伤脾胃,引发消化不良、腹痛、腹泻等病症。饮食有节制,适时适量,饥饱适中,切忌暴饮暴食或节制过度。饮食要多样化,谷、果、畜、菜适当搭配,以清淡可口、易于消化、营养丰富的饮食为宜。

平时避免紧张、焦虑、恐惧等不良情绪,遇事沉着面对、冷静处理。能宽容、体谅,能自我安慰、自我调节。在任何环境下都能保持乐观情绪,避免种种烦恼。

保证良好的睡眠,但不可嗜卧,嗜卧则损神气,也影响人体气血营卫的健运。宜早卧早起,注意避风防冻。要尽可能做些力所能及的体力劳动或脑力劳动,但切勿过度疲倦,以免"劳伤"致病,尽量做到"行不疾步、耳不极听、目不极视、坐不至久,卧不极疲"。运动量宜小不宜大,动作宜缓慢而有节律。

二、健康生活方式与行为

10. 月经期在情绪上要避免烦躁、焦虑、恐惧、忧郁

清代叶天士《临证指南医案》曰:"女子以肝为先天。"肝藏血,肝脏具有贮藏血液、防止出血和调节血量的功能。肝主疏泄,喜条达舒畅,恶抑郁,是指肝气有舒展、升发的生理特性,关系着全身气机的调节。肝的疏泄功能的发挥,使气机调畅,则精神舒畅;而人的精神情志舒畅,又有助于肝的疏泄功能的发挥,使气血流通。若肝失疏泄,就易引起情志等方面异常。月经期阴血偏虚,肝气偏旺,情绪容易波动,若被情志所伤可出现月经过多、痛经、闭经等,尤其是月经前期易发生经前期综合征。经前期综合征是指反复发生在经前,影响妇女日常生活和工作,涉及精神情绪、躯体和行为改变的综合征,以烦躁易怒、忧郁哭泣、乳房胀痛、头痛、腹胀、失眠、疲乏懒动为主。经期来潮前,女子冲任二脉和气血变化快,肝疏泄太过导致肝气逆,表现为情绪亢奋、易怒,乳房、小腹胀痛,行为不安等,肝疏泄不及导致肝气郁,表现为情绪低落、忧郁,乳房、小腹闷胀,行为懒动等。

所以在月经期及月经前期要防止烦躁、焦虑、恐惧、忧郁等不良情绪，保持心情舒畅。主要从四方面注意：一、自我调节，当愤怒等情绪难以控制时，通过转移注意力进行自我调节和控制；二、适度宣泄，当不良情绪压抑内心难以释怀时，可找亲朋好友进行宣泄和排解；三、合理顺从，合理适度地顺从自己的身心需求，防止内心意愿得不到满足而出现情志郁积；四、规避惊恐。《素

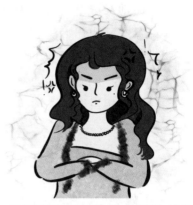

月经期要避免烦躁、焦虑、恐惧、忧郁

问·举痛论》记载"恐则气下，惊则气乱"，清代陆以湉的《冷庐医话》记载"大抵气者血之母，气乱则经期亦乱"，可见惊恐会扰乱人体的气机，影响月经期气血的正常运行。因此妇女在月经期尤其要规避使人产生惊恐情绪的事物。

11. 月经期饮食要有规律、有节制

《黄帝内经》最早提出"饮食有节，谨和五味"的饮食养生原则。饮食有节包括饮食要有规律、有节制，月经期更要保证一日三餐，定时定量，避免暴饮暴食。同时，饮食的种类要全面，饮食结构要合理，月经期宜食清淡而富于营养的食品，保持肉类和蔬菜、水果搭配均衡。

谨和五味包括饮食的酸、苦、甘、辛、咸五味及寒、热、温、凉四气要中和，不能饮食偏嗜，月经期不宜吃辛辣、刺激、寒凉的食物。明代张景岳《景岳全书》有云："凡经行之际，大忌寒凉等药，饮食亦然"；隋代巢元方《诸病源候论》说："血得冷则壅滞"，若过食寒凉，寒凝血滞，可致痛经、月经过少。《备急千金要方》明确提出经期禁食辣蓼、大蒜等辛辣之物，"妇人月事来，不用食蓼及蒜，喜为血淋带下"，过食辛辣助阳之品，或过度饮酒，则热迫血行，致月经过多、月经不调等。

12. 妇女发生带下时要分清寒热虚实

清代王孟英《沈氏女科辑要》云："带下，女子生而即有，津津常润，本非病也。"带下属人体阴液，肾主水液，带液由肾精所化，润滑如膏，具有濡润、补益作用。

生理性带下是指健康女子发育成熟后阴道内排出的无色透明，或色

白无臭,质地黏腻的一种阴液,属女性正常的生理现象。一般自14岁左右,即青春发育期开始,健康女子即会有生理性带下产生。生理性带下的量不多,但在月经前期及妊娠期,带下量可明显增多或少量排出。

带下病的带下量明显增多,色、质、气味发生异常,有时伴外阴瘙痒甚至全身症状,相当于西医学的阴道炎、宫颈炎、盆腔炎、妇科肿瘤等疾病引起的带下增多。中医学认为,湿邪是导致带下病的主要原因,故其病反复发作,不易痊愈,而且常并发月经不调、闭经、不孕等疾病,是妇科常见病,应予重视。

带下病辨证(表2-3)主要根据带下的量、色、质、气味,其次根据伴随症状及舌脉辨其寒热虚实。如带下量多色白或淡黄,质清稀如涕,多属脾阳虚;色白质清稀如水,有冷感者属肾阳虚;量多色白,质稠而黏浊,属痰湿下注;带下量多色黄,质黏稠,有臭气,或如泡沫状,或色白如豆渣状,为湿热下注;带下量多,色黄绿如脓,或浑浊如米泔,质稠,恶臭难闻,属湿毒重证;量不甚多,色黄或赤白相兼,质稠或有臭气为阴虚夹湿。

表2-3　带下病辨证要点

辨证	量	色	质	气味	其他
脾阳虚	多	白/淡黄	清稀如涕	无	–
肾阳虚	多	白	清稀如水	无	有冷感
痰湿下注	多	白	稠而黏浊	无	–
湿热下注	多	黄如泡沫状或白如豆渣状	黏稠	臭气	–
湿毒重证	多	黄绿如脓,或浑浊如米泔	稠	恶臭难闻	–
阴虚夹湿	不多	黄或赤白相兼	稠	臭气	–

13. 妊娠期要关注血糖、血压的变化,控制危险因素,加强自我管理

妊娠糖尿病属于中医"消渴病"范畴,是因先天禀赋不足,孕后多食滋补厚腻之品,或怒、或思、或愁,情志失常,造成体内阴液亏虚而发病。

患有妊娠糖尿病的妇女要从饮食、情志、运动等方面控制,定期监测血糖,保证血糖控制在正常范围。金代张子和在《儒门事亲·三消之说当从火断》有云:"不减滋味,不戒嗜欲,不节喜怒,病已而复作。能从此三者,消渴亦不足忧矣。"在保证机体合理需要的情况下,应限制粮食、油脂的摄入,忌食糖类,饮食宜以适量米、麦、杂粮,配以蔬菜、豆类、瘦肉、鸡蛋

等,定时定量、少吃多餐。同时在情志方面保持平和、舒畅,适当运动、锻炼身体,保持体重,戒烟戒酒,预防妊娠期糖尿病。

妊娠高血压属于中医"子肿""子晕""子痫"等范畴。子肿是指妊娠中晚期,孕妇出现肢体面目肿胀者。清代沈又彭在《沈氏女科辑要》中认为妊娠水肿"不外有形之水病,与无形之气病而已"。其病位在脾、肾,脾、肾亏虚,气滞为主要发病机制。子晕为妊娠期出现头晕目眩,伴浮肿,甚至眩晕欲厥。发生的机制主要是阴血不足,肝阳上亢或痰浊上扰。《黄帝内经》曰:"诸风掉眩,皆属于肝",论眩,有"无风不作眩""无虚不作眩""无痰不作眩"之说。子痫为妊娠晚期或临产及产后,突然眩晕或进入昏迷,两眼上视,牙关紧闭,四肢抽搐,全身强直,抽搐后立即清醒,醒后又复发,甚至昏迷不醒。本病的病机主要是肝风内动及痰火上扰。《万氏女科》指出"子痫乃气虚夹痰夹火症也"。《女科要旨》认为"子痫系肝风内动,火热趁风而迅发"。本病的病因主要有情志不遂、内伤虚损、先天禀赋、年高体虚、饮食不节等。

患有妊娠高血压的妇女在妊娠期要从饮食、情志、运动等方面控制,定期监测血压,保证血压控制在正常范围。保证谷类食物和全麦摄入量,减少精面、精米的摄入,应多吃水果和蔬菜,减少油脂摄入,做到清淡少盐,合理膳食。同时适量运动,控制体重,戒烟戒酒,减轻精神压力,保持心理平衡。

三、基本技能

14. 中医传统保健功法八段锦可以调节脏腑、调和气血、疏通经络、养生益智、祛病延年

动以养阳,静以养阴,养生防老,就是阴阳和合,动静相因。所以,适当有度的运动可以补养阳气,加快代谢,延缓衰老。八段锦是我国传统中医养生的健身方法,具有平秘阴阳、调节脏腑、调和气血、疏通经络、培养真气、增强气化、养生益智、祛病延年的功效,动作简单易行,其松紧结合,动静相兼,每日坚持练习,能达到通畅督任二脉,神与形合,气寓其中。

调畅气机、行气活血,使肝的疏泄功能正常,对于心情抑郁、急躁易怒者有很好的调理作用。八段锦功法可通过强健五脏来改善妇女月经期的

异常情志,放松心情,缓解焦虑情绪。妇女在备孕期练习,可改善焦虑、抑郁情绪,促进心理健康,促进排卵与受孕。妇女在妊娠期练习,可以调和阴阳、改善人体稳态,有效调节餐后血糖及糖化血红蛋白水平,预防妊娠糖尿病;同时能够通过调整意念和气息调动机体自身的调节功能,达到平稳降压的效果,有较好的辅助治疗原发性高血压的作用。更年期和绝经期妇女练习八段锦能够明显增强上肢和下肢力量,改善呼吸系统功能,提高关节灵活性、平衡能力和神经系统灵活性,可以平稳有效降压,并且减少高血压患者发生心血管疾病的危险因素,达到锻炼身体、治疗疾病、延年益寿的目的。

八段锦功法包括两手托天理三焦、左右开弓射大雕、调理脾胃单举手、五劳七伤往后瞧、摇头摆尾去心火、腹背伸屈固肾腰、攒拳怒目增气力、背部七颠百病消 8 个步骤。八段锦最大的特点是在练习时要求手臂的旋转,通过两臂的内外旋转来增加对手臂的扭矩,从而加大对手臂的压力,而手臂的屈伸有助于对肘部的刺激,从而起到畅通心肺经络的目的。躯干运动可以刺激命门和任督二脉,以达到固肾壮腰之功效;下肢运动则可刺激足三阴三阳经,以达调理脾胃,疏肝利胆和固肾健腰之目的。

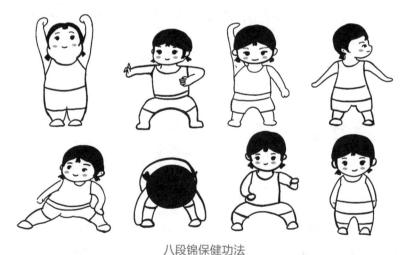

八段锦保健功法

15. 中医穴位按压可以提高人体免疫能力、疏通经络、平衡阴阳、延年益寿

穴位按压是以中医理论为基础的保健按摩法;以经络穴位按压为主,其手法渗透力强,可以放松肌肉、解除疲劳、调节人体功能,具有提高人体免疫力、疏通经络、平衡阴阳、延年益寿的功效。

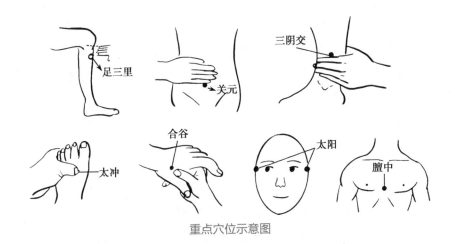

重点穴位示意图

（1）足三里

位于小腿外侧，外膝眼往下3寸，腓骨小头凸起的前下方约3个手指宽处。

足三里穴属于足阳明胃经，能够通调三焦之气，调理脾胃，通经活络，补中益气，充养胞宫，增强体质，调节机体免疫力。妇女在备孕期每天坚持按压此穴位进行保健，可改善体质，提高受孕率，减少孕期并发症；按压此穴也可缓解各时期失眠症状，改善睡眠质量，在一定程度上缓解妊娠高血压；配合照海穴，可清虚火、健中焦、滋一身之阴，缓解妊娠糖尿病。

（2）关元

位于腹部正中线，当脐中下3寸。

关元穴是人体阴阳元气相交通的地方，清代程知《医经理解》认为关元穴为"男子藏精，女子蓄血之处，是人生之关要，真元之所存也"。关元穴为真元之根、元气之关口，可益精补气，培肾固本，调理冲任，按摩关元穴可以治疗妇女月经不调、痛经、带下等妇科病症。

（3）三阴交

位于小腿内侧，内踝尖往上3寸，胫骨后缘处。

三阴交穴位于足三阴经交会处，具有补肾健脾、滋阴降火、调理月经、保养生殖系统的功效，是治疗妇科病的第一穴。按摩三阴交穴可缓解各时期失眠症状，改善睡眠质量，在一定程度上缓解妊娠高血压；妇女在月经期按摩可以疏通经络气血，缓解疼痛。配合太冲穴、百会穴，可以缓解妊娠高血压。

（4）太冲

位于足背侧，当第1、2跖骨结合部之间的凹陷处。

太冲穴归属足厥阴肝经,能调补气血,强肝益肾,有治疗消化系统、心血管系统、神经系统、泌尿生殖系统疾病以及五官科、外科疾病等作用。按摩太冲穴,可治疗月经不调、痛经、闭经、带下等妇科病。按摩此穴也可缓解妊娠高血压,在一定程度上消除患者的紧张、烦躁情绪,缓解头痛、头晕、心慌、憋气等症状。

(5)合谷

在手背,第1、2掌骨间,当第二掌骨桡侧的中点处。或以一手的拇指指骨关节横纹,放在另一手拇、食指之间的指蹼缘上,当拇指尖下是穴。

合谷穴归属手阳明大肠经,有舒经活络、镇静止痛、清热解表的作用,配三阴交穴治疗月经不调、痛经。配太冲穴治疗头痛、眩晕,缓解妊娠高血压。

(6)太阳

位于头部侧面,眉梢和外眼角中间向后一横指凹陷处。

太阳穴是经外奇穴,有提神、亮眼、醒脑等作用。可治疗头痛、目赤肿痛,配合太冲穴可缓解妊娠高血压。

(7)膻中

位于两乳头之间,胸骨中线上,平第4肋间隙。

膻中穴归属任脉,为八会穴之气会,且位于胸中两乳之间,具有调理气机、活血通乳作用,为通乳之要穴。北宋王惟一《铜人腧穴针灸图经》中记载"膻中治妇人乳汁少"。因此,产褥期按摩膻中穴,可促进产妇产后泌乳,减少乳房胀痛。

16. 中药溻渍法有益于产后期乳汁不畅

中药溻渍法通过对患处进行湿敷、淋洗、浸泡等物理作用,使药液依靠肌肤毛窍、经络、穴位、腠理等部位发挥药效,达到治疗目的。对产妇实施中药溻渍干预,能够加速乳腺组织的血液循环,改善乳房微循环,通畅乳腺导管,从而减少乳汁淤积,减轻乳房胀痛,提高产妇身心舒适度。

将王不留行、通草、蒲公英等中药研磨成粉并装入特制棉布袋中,制成

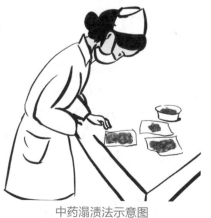

中药溻渍法示意图

所需的中药溻渍包。在使用中药溻渍包时,需先将中药包浸润湿透,并置于微波炉中加热 2~3 分钟,使其热度达 50℃左右;为避免中药溻渍包中的药物外渗,可在药袋上覆盖一次性保鲜膜,同时也可防止热度的过度外散。注意湿敷过程中防止烫伤,一方面控制好湿敷包的温度;另一方面,根据皮肤耐热性情况,如感湿热难耐,及时翻转药包或待药包温度降低后再继续湿敷。中药溻渍包湿敷乳房宜每日 2 次,每次 30 分钟,两次间隔至少 6 小时,用后待凉却后放置冰箱保鲜层储存。药袋每 3 天更换一次药物,持续使用 3~5 天。

17. 妇女合理选用中药

中药是指在中医药理论指导下,用于预防、治疗、诊断疾病并具有康复与保健作用的物质。中药主要来源于天然药及其加工品,包括植物药、动物药、矿物药及部分化学、生物制品类药物。中药包括中药材、中药饮片、中成药。

中药材是指药用植物、动物、矿物的药用部分采收后,经产地初加工形成的原料药材和部分人工制成品。中药饮片是指根据调配或制剂的需要,对经产地加工的净药材进一步切制、炮炙而成的成品。中药材的种类包括普通中药饮片、中药配方颗粒和小包装饮片。中成药是以中药材为原料,在中医药理论指导下,为了预防及治疗疾病的需要,按规定的处方和制剂工艺将其加工制成一定剂型的中药制品,是经国家药品监督管理部门批准的商品化的一类中药制剂。

明代张景岳《景岳全书·传忠录》云:"凡诊病施治,必须先审阴阳,乃为医道之纲领",又云:"六变者,表里寒热虚实也"。正确选择中药,需要辨别人体的阴阳、表里、寒热、虚实,这是中医辨证论治的理论基础之一。表里辨病位的浅深;寒热辨病证的性质;虚实辨邪正的盛衰;阴阳辨疾病的类别,又是统领其他六纲的纲领。表、热、实多属阳;里、寒、虚多属阴。

选择中成药还需要看懂说明书,根据说明书正确辨证选择中成药。中成药说明书包括药品名称、成分、性状、功能主治 / 适应证、规格、用法用量、贮藏、有效期、执行标准及批准文号。成分是指处方中所含的主要药味、有效部位或有效成分。中药复方制剂主要药味的排序要符合中医君、臣、佐、使组方原则,要与功能主治相符。非处方药是可以自行判断、购买和使用的药品,分为甲类非处方药和乙类非处方药,分别标有红色或绿色 "OTC" 标记。甲类非处方药须在药店执业药师或药师指导下购买和使用；乙类非处方药既可以在社会药店和医疗机构药房购买，也可以在经过批准的普通零售商业企业购买。乙类非处方药安全性更高，无须医师或药师的指导就可以购买和使用。

妇女在月经期要慎用活血化瘀、破血逐瘀类中药，以免月经量过多、月经期延长。活血祛瘀药是指能通利血脉、促进血行、消散瘀血的药物，其中活血祛瘀作用较强者又称破血药或逐瘀药。妇女在月经期还要慎用清热类中药。凡以清解里热为主要作用的药物，称为清热药；清热药药性寒凉，易造成月经不调、痛经等。

妇女在妊娠期要慎用或禁用活血化瘀药、破血逐瘀药、泻下药、理气药、驱虫药、开窍药。活血化瘀、破血逐瘀类中药，因其祛瘀活血力过强，易致流产。泻下类中药是指能攻积、逐水，引起腹泻或润肠通便的药物。根据泻下作用的不同，一般可分攻下药、润下药和峻下逐水药3类。攻下药药性较猛，峻下逐水药尤为峻烈且多具毒性，此两类药物内服，易耗伤正气，有损胎气。理气药是指能调理气分、舒畅气机的中药，其中行气力较强的理气药易伤胎气，孕妇慎用。驱虫药是指能驱除或杀灭肠寄生虫的中药，有些药物药性峻烈或有毒，易致流产、胎儿畸形等，孕妇应禁用。开窍药是指能通窍开闭，苏醒神识的中药，芳香走窜，易伤胎气，孕妇忌用。

妇女在分娩期要辨证虚实，可使用中药顺产茶。实证以疏肝理气为主，可选药物如玫瑰花、金银花、香附、代代花、合欢花、青皮、陈皮等；虚证多为高龄产妇及产程较长者，以补气养血为主，可选药物如黄芪、党参、枸杞子、当归等。

妇女在绝经期及老年期的用药上要遵循用药种类宜少不宜多，剂量宜小不宜大，药性宜温不宜剧，用药时间宜短不宜长，疗程宜缓不宜急；注重脾肾，兼顾五脏；辨体质论补，调整阴阳；掌握时令季节变化规律用药，定期观察。

妇女用药注意见表2-4。

表2-4　妇女用药注意

月经期	慎用：活血化瘀药、破血逐瘀药、清热类中药
妊娠期	慎用或禁用：活血化瘀药、破血逐瘀药、泻下药、理气药、驱虫药、开窍药
分娩期	实证选用：疏肝理气药
	虚证选用：补气养血药
绝经期及老年期	用药种类宜少不宜多，剂量宜小不宜大，药性宜温不宜剧，用药时间宜短不宜长，疗程宜缓不宜急

第三章

儿童中医药健康素养

构建儿童中医药健康素养指南,对于推进"健康中国"建设、提高儿童健康素养具有重要意义。儿童中医药健康素养包括儿童中医药健康基本知识和理念、儿童健康生活方式与行为、儿童养生保健基本技能三方面内容。

一、基本知识和理念

1. 儿童中医药健康素养的定义

儿童中医药健康素养是指运用中医药理论对儿童进行有效指导,达到增强体质、预防疾病的保健目的。从明确儿童中医药健康基本知识和理念、指引儿童健康生活方式与行为、规范儿童养生保健基本技能三方面提升儿童的中医药健康素养,具有重要的科学价值和现实意义。

2. 儿童处于生长发育时期,其机体脏腑的形态尚未成熟、各种生理功能尚未健全

《灵枢·逆顺肥瘦》有"婴儿者,其肉脆、血少、气弱",《小儿药证直诀·变蒸》有儿童"五脏六腑,成而未全……全而未壮",《万氏家藏育婴秘诀·幼科发微赋》有儿童"血气未充""肠胃脆薄""精神怯弱"等论述。这些论述充分说明了儿童出生后,机体赖以生存的物质基础虽已形成,但尚未充实和坚固;机体的各种生理功能虽已运转,但尚未成熟和完善。

儿童的机体无论是在形体结构方面还是在生理功能方面,都在不断地、迅速地向成熟、完善的方向发展,而且年龄越小,这种发育的速度越快,显示出儿童不同于成人的蓬勃生机,这种生机既是促进机体形态增长、功能完善的动力,亦是促进疾病康复的主力。

3. 儿童发病后病情多变且传变迅速,但恢复能力较强

儿童适应外界环境、抵御外邪入侵及其他各种病因的能力均较成人低下,易于感受外邪及为饮食、药物等所伤,较成人容易发病,且一旦发病之后,较成人病情多变而传变迅速。所以,儿童需要加倍精心保育调护,方能减少疾病发生。与成人相比,儿童生机蓬勃、体属纯阳,发病之后表现出较强的生命力和恢复能力,对药物等治疗的反应也比较敏捷。正如《景岳全书·儿童则》所说:"其脏气清灵,随拨随应,但能确得其本而摄取

之,则一药可愈,非若男妇损伤、积痼痴顽者之比。"所以,儿童病证一般比成人易趋康复。

4. 儿童患病的原因主要包括外感邪气、食伤、先天因素等

儿童因外感因素致病者最为多见,外感因素包括风、寒、暑、湿、燥、火六淫和疫疠之气。儿童脾常不足,饮食不知自节,或家长喂养不当,易被饮食所伤,产生脾胃病证。先天因素即胎产因素,指儿童出生前已形成的病因。《格致余论·慈幼论》说:"儿之在胎,与母同体,得热则俱热,得寒则俱寒,病则俱病,安则俱安。"这说明了胎养因素与儿童健康的密切关系。不同年龄儿童对不同病因的易感程度也不相同,如年龄越小对六淫邪气的易感程度越高,年龄越小因乳食所伤患病的情况越多,先天因素致病则常发生于胎儿期。

二、健康生活方式与行为

5. 新生儿应尽早开始母乳喂养,满 6 个月时合理添加辅食(中医理念之母乳喂养)

以母乳为主要食物,喂哺出生后 6 个月内婴儿的喂养方式,称为母乳喂养。明代万全在《育婴家秘》中即指出:"乳为血化,美如饧。"母乳营养丰富,最适合婴儿的生理需要,能增强婴儿的免疫力,是最理想的喂养方式。另外,母乳清洁无菌,温度适宜,可以直接哺喂,有利于促进母婴感情,促进婴儿身心发育。

中医历来主张"乳贵有时",喂奶的时间和喂奶量要根据年龄的增长适当调整。《备急千金要方》指出:"视儿饥饱节度,知一日中几乳而足,以为常。""凡乳儿不欲太饱,饱则呕吐。"90% 以上的健康婴儿生后 1 个月即可建立自己的进食规律,一般每 2~3 小时喂 1 次,逐步延长到 3~4 小时喂 1 次,夜间逐渐停喂 1 次,以养成良好的作息习惯。每次哺乳时间为 15~20 分钟,也可根据婴儿个体差异适当延长或缩短,以吃饱为度。

婴儿 6 个月起,要适时、适量添加辅食以满足其生长发育的需要,使婴儿的脾胃功能逐渐增强,以逐步适应普通食品的摄入。辅食的添加应遵循由少到多、由稀到稠、由细到粗、由一种到多种循序渐进的原则,并在婴儿健康、脾胃功能正常时逐步添加。辅食的添加顺序可参照表 3-1。

表 3-1　添加辅食的顺序

月龄	添加的辅食
1~3 个月	鲜果汁、菜汤、鱼肝油制剂
4~6 个月	米糊、稀粥；蛋黄、豆腐、鱼泥、动物血；水果泥、菜泥
7~9 个月	粥、烂面条、烤馒头片、饼干；全蛋、鱼、肝泥、肉末
10~12 个月	稠粥、软饭、面条、馒头；碎肉、碎菜、豆制品等

6. 各年龄期儿童应保证充足的睡眠

儿童应根据子午流注调整睡眠与休息。"子午流注"是中医针灸以"人与天地相应"的观点为理论基础，认为人体功能活动、病理变化受自然界气候变化、时日等影响而呈现一定的规律。中医哲学主张天人合一，认为人是大自然的组成部分，人的生活习惯应该符合自然规律。把人的脏腑在十二时辰中的兴衰联系起来看，环环相扣，十分有序。睡眠是儿童不可缺少的生理需要，睡眠的生理作用表现在巩固记忆、促进脑功能发育、促进体力与精力恢复、促进生长、增强免疫力、保护中枢神经系统等方面。

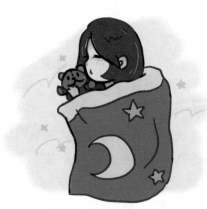

儿童应保证充足的睡眠

7. 养成良好的饮食习惯，提倡"三分饥"，防止过食生疾

《黄帝内经·素问》中提出了"五谷为养，五果为助，五畜为益，五菜为充，气味合而服之，以补精益气"的饮食调养原则。"五谷为养"是指黍、秫、菽、麦、稻等谷物和豆类作为养育人体之主食；"五果为助"系指枣、李、杏、栗、桃等水果、坚果，有助养身和健身之功；"五畜为益"指牛、犬、

羊、猪、鸡等禽畜肉食,对人体有补益作用,能增补五谷主食营养之不足;
"五菜为充"指葵、韭、薤、藿、葱等蔬菜,是人体功能营养的补充。

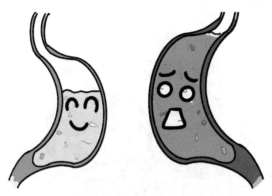

儿童饮食提倡"三分饥"

《素问·痹论》言:"饮食自倍,肠胃乃伤。"食物吃得太多、太快均可伤
肠胃,"饥"指七八分饱,不可过饱,过饱则伤脾胃。大量食物快速进入人
体,由于儿童肠胃空间相对狭小,容易导致不能受纳的情况:若上溢而出,
常见呃逆、嗳气、吐奶、反胃等;若没有上溢,则多停滞于中而不能运化,常
见腹胀、腹痛、积食,甚至变生发热等。形成良好的饮食习惯非常重要,家
长需要注意定时、定量、定餐,进餐时嘱其不要过快、过多,不要边吃饭边
看电视、不吃早餐等。长此以往,形成良好的饮食习惯,可调养脾胃,远离
疾病。

8. 通过亲子交流、玩耍促进儿童早期发展,发现心理、行为、发育问
题要尽早干预

儿童现代疾病中的自闭症、多动症、抽动症、抑郁症、失眠等,均属于
中医心神病的范畴。现代生活节奏的增快,导致家长和儿童的心理压力
增加,儿童学习负担加重、人际关系、贫富差距等社会问题都会影响到儿
童的心理健康。学龄期儿童处于发育成长的重要阶段,需要重视儿童的
情感关怀,强调以亲为先,以情为主,赋予亲情和关爱。应尊重儿童意愿,
创设宽松、温馨的家庭式氛围,满足儿童成长的需求。同时还要尊重儿童
身心发展规律,顺应儿童天性,把握每个阶段的发展特点和水平。家长要
从日常生活中选择儿童感兴趣的、富有价值的教育内容,将教育贯穿在一
日生活之中,丰富儿童的认识和经验;开展丰富多样的、符合儿童发展阶

段特点的游戏活动,让儿童在快乐的游戏中开启潜能,推进发展。还应重视儿童的发展差异,提倡更多地实施个性化教育,促进每个儿童富有个性地发展。

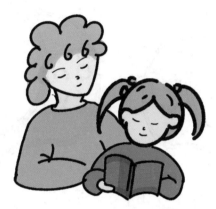

通过亲子交流促进儿童早期发展

　　情志病是指精神和情志方面异常的病症,包括精神疾病、心身疾病和心理疾病。当家长遇到儿童情绪障碍、抽动障碍、语言障碍、注意缺陷多动障碍等问题时,应及时寻找儿童心理行为门诊或儿童保健科医生以及专业人员咨询,进行科学的综合干预,从而促进儿童的体格、认知、语言、心理、情感和社会适应性达到健康完好的状态。在《素问·举痛论》中已有"思则心有所存,神有所归,正气留而不行,故气结矣"的记载。思虑过度则耗伤心脾,脾主运化,气机运转失常则郁结于中焦,出现气滞或者由气滞而导致的痰凝、血瘀等症状。应重视并开展儿童心理健康关爱行动,充分发挥中医情志疗法及治未病优势,提前干预,防患未然,及时给予关爱及必要的中医干预,谨防"情"淤积于内导致抑郁症等的出现,及时引导由"志"向外的进一步发泄,进一步缓解心理障碍,帮助解决心理问题。

　　9. 每日要有足够的户外活动时间,加强体格锻炼,有助于儿童生长发育,增强抗病能力

　　学龄前儿童的运动应符合其身心发育特点,应以愉快的游戏为主要形式;在保证活动时间和活动强度的前提下,以发展基本动作技能为核心目标,兼顾该阶段快速发展的多种身体素质;同时鼓励增加日常生活中的身体活动,在培养生活能力的同时提高体质健康水平。

　　学龄前儿童在全天内各种类型的身体活动时间应累计 180 分钟以

上。其中,中等及以上强度的身体活动累计不少于 60 分钟;同时每天应进行至少 120 分钟的户外活动,若遇雾霾、高温、高寒等天气可酌情减少,但不应减少运动总量。青春期儿童,建议每周最少进行 5 天中等强度以上的运动,每次最少 20 分钟,以 60 分钟为宜。

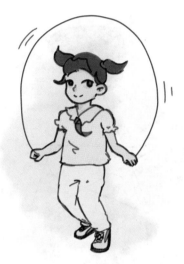

儿童应经常进行户外运动

中医有三宝:精、气、神。锻炼身体可练气、练神,提升先天阳气使得内气充足,吐故纳新,发扬正气。《素问·刺法论》说:"正气存内,邪不可干。"阴阳平衡,免疫力得以充实,抵御病毒的能力自然能得到提升。适当的锻炼可促进体内循环系统的运转,有助于儿童生长发育,增强抗病能力。儿童在生长发育的重要阶段,弹跳运动、球类运动、有氧运动等都是正确、健康的运动方式。

10. 学龄期儿童应保持稳定的情绪状态,积极乐观地生活学习

与成人相比,儿童更易受情志变化的影响。"七情"即中医所讲的七种情志变化——喜、怒、忧、思、悲、恐、惊,是人人皆有的情绪体验和精神情志活动,是人体在外界客观事物刺激下因人而异自然而发的各种反应。正如《黄帝内经》所言:"怒伤肝,喜伤心,忧伤肺,思伤脾,恐伤肾。"儿童应以心境良好,愉快、乐观、开朗、满意等积极情绪状态占主导,但同时又能随事物对象的变化而产生合理的情绪变化。所谓合理的情绪变化是指当有了喜事时感到愉快,遇到不幸的事时产生悲哀的情绪。此外,还能根据场合的不同,适当控制自己的情绪;善于理解、尊重、信任和帮助他人,以真诚、谦让的态度发展和保持和谐的人际关系,乐于与人交往;具有良好的社会适应能力,能正视困难,有信心及平常心态去面对问题,不会因困难而放弃自我。

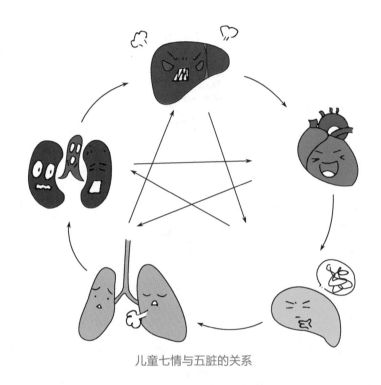

儿童七情与五脏的关系

11. 做好青春期心身健康保健,顺利完成从儿童向成人的过渡

青少年处于儿童向成人过渡的阶段,生理和心理发生着巨大变化。《素问·至真要大论》说女子“二七而天癸至,任脉通,太冲脉盛,月事以时下”,男子“二八肾气盛,天癸至,精气溢泻”。青春期肾气充盛,儿童生殖系统发育趋于成熟,体重、身高增长显著。女孩乳房发育,月经来潮;男孩精气溢泻,发生遗精。处于过渡期的青少年,自我意识逐渐增强,渴望独立,人生观、价值观逐渐形成,性意识觉醒和发展,但生理和心理尚未完全成熟,需要关注和正确引导。

要进行青春期生理卫生知识的教育,使其认识自身的正常生理变化。保证充足的营养、足够的休息和必要的锻炼。既要学好知识,也要提高动手能力,手脑并用,劳逸结合,全面发展。养成良好的卫生习惯,如每日清洗外阴,内裤用纯棉制品,衣物及各种洗具应个人专用,切忌交叉,如发现不适应及时就医。从正规渠道获取生殖与性健康信息。

12. 保持正常体重,避免超重与肥胖

儿童体重的增长不是匀速的,在青春期之前,年龄愈小,增长速率愈快。出生时体重约为 3kg,出生后前半年平均每个月增长约 0.7kg,后半年平均每个月增长约 0.5kg,1 周岁以后平均每年增加约 2kg。体重测定可以反映儿童体格生长状况和衡量儿童营养情况,并作为临床用药量的主要依据。体重增长过快常见于肥胖症,体重明显低下者常见于疳证。

肥胖症是由于长期能量摄入超过人体消耗,使体内脂肪过度积累,体重超过一定范围的一种营养障碍性疾病。肥胖儿童更容易患脂肪肝、高血压、冠心病等疾病,儿童肥胖还会导致脂肪代谢异常、糖代谢异常。肥胖对于青少年心理也会产生很大的影响,不仅如此,儿童肥胖的患病危险因素也会延续至成年期。具体如何衡量儿童是否超重,可以用世界卫生组织建议使用的评估标准 BMI(体重指数)来判断,BMI= 体重(kg)/身高$(m)^2$。再详细划分年龄和性别,可参考原国家卫生和计划生育委员会发布的行业标准《学龄儿童青少年超重与肥胖筛查》(WS/T 586—2018)(表 3-2),用于筛查 6~18 岁学龄儿童青少年是否超重或肥胖。

表 3-2 《学龄儿童青少年超重与肥胖筛查》标准

年龄/岁	BMI/kg·m^{-2}			
	男生		女生	
	超重	肥胖	超重	肥胖
6.0~	16.4	17.7	16.2	17.5
6.5~	16.7	18.1	16.5	18.0
7.0~	17.0	18.7	16.8	18.5
7.5~	17.4	19.2	17.2	19.0
8.0~	17.8	19.7	17.6	19.4
8.5~	18.1	20.3	18.1	19.9
9.0~	18.5	20.8	18.5	20.4
9.5~	18.9	21.4	19.0	21.0
10.0~	19.2	21.9	19.5	21.5

续表

年龄/岁	BMI/kg·m⁻²			
	男生		女生	
	超重	肥胖	超重	肥胖
10.5~	19.6	22.5	20.0	22.1
11.0~	19.9	23.0	20.5	22.7
11.5~	20.3	23.6	21.1	23.3
12.0~	20.7	24.1	21.5	23.9
12.5~	21.0	24.7	21.9	24.5
13.0~	21.4	25.2	22.2	25.0
13.5~	21.9	25.7	22.6	25.6
14.0~	22.3	26.1	22.8	25.9
14.5~	22.6	26.4	23.0	26.3
15.0~	22.9	26.6	23.2	26.6
15.5~	23.1	26.9	23.4	26.9
16.0~	23.3	27.1	23.6	27.1
16.5~	23.5	27.4	23.7	27.4
17.0~	23.7	27.6	23.8	27.6
17.5~	23.8	27.8	23.9	27.8
18.0~	24.0	28.0	24.0	28.0

三、基本技能

13. 儿童推拿外治法运用特定手法作用于儿童特定部位,可调整儿童脏腑、气血、经络功能

（1）捏脊

背脊正中,督脉两侧的大椎至尾骨末端处。操作者用双手的中指、环指和小指握成空拳状,示指半屈,拇指伸直并对准示指的前半段。施术从长强穴开始,操作者用双手示指与拇指合作,在示指向前轻推患儿皮肤的基础上与拇指一起将长强穴的皮肤捏拿起来,然后沿督脉两侧,自下而上,左右两手交替合作,按照推、捏、捻、放、提的前后顺序,自长强穴向

前捏拿至脊背上端的大椎穴捏一遍。如此循环,根据病情及体质可捏拿4~6遍。从第3遍开始边推捏边提拉,增强对背部脏腑腧穴的刺激。儿童捏脊具有调理脏腑经络、调和气血、通经络的作用。

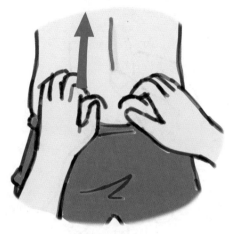

儿童捏脊

(2)摩腹

全掌摩腹,顺时针方向为泻法,逆时针方向为补法。操作者用手掌掌面或示指、中指、环指的指面附着于儿童腹部,以腕关节连同前臂反复做环形有节律的移动,每次1~3分钟。摩腹具有消食积、健脾胃、通经络的作用。

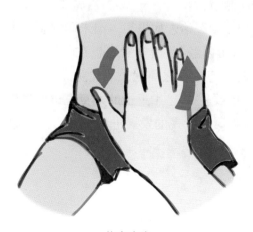

儿童摩腹

（3）按揉足三里穴

足三里穴在小腿前外侧，外膝眼下 3 寸，距胫骨前缘一横指处。操作者用拇指端按揉，每次 1~3 分钟。按揉足三里穴具有健脾益胃、强壮体质的作用。

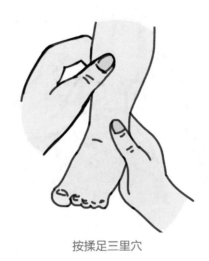

按揉足三里穴

14. 眼保健操可以改善眼疲劳，预防近视等眼部疾病

眼保健操是根据中国古代医学的推拿、经络理论，结合体育医疗综合而成的按摩法。经络对于眼睛的作用更不可忽视，眼睛周围是 8 条经脉集散之处，眼睛与经脉有密切的关系。通过对眼部周围穴位的按摩，使眼内气血通畅，改善神经营养。

眼保健操体现了中医治未病思想。治未病思想是中医学的重要思想之一，最早见于《黄帝内经》。治未病思想在眼保健操中的体现有两点：一是在儿童的眼睛未患近视之前就采取预防保护措施，这是未病先防的最初意义。二是即使是一些已患近视的儿童也可通过做眼保健操使眼疲劳得到缓解，从而减缓其近视的发展进程，这也是治未病的另一层含义，即"已病早治，防病传变"。

（1）眼保健操

闭眼

第一节　按揉耳垂眼穴，脚趾抓地

用双手大拇指和示指的螺纹面捏住耳垂正中的眼穴，其余三指自然并拢弯曲。伴随音乐口令,用大拇指和示指有节奏地揉捏穴位,同时用双脚全部脚趾做抓地运动,每拍 1 次,做 4 个八拍。

第二节　按揉太阳穴,刮上眼眶

用双手大拇指的螺纹面分别按在两侧太阳穴上,其余手指自然放松、弯曲。伴随音乐口令,先用大拇指按揉太阳穴,每拍 1 圈,揉 4 圈。然后大拇指不动,用双手示指的第 2 个关节内侧,稍加用力从眉头刮至眉梢,两个节拍刮 1 次,连刮 2 次。如此交替,做 4 个八拍。

第三节　按揉四白穴

用双手示指螺纹面分别按在两侧穴位上,大拇指抵在下颌凹陷处,其余手指自然放松、握起,呈空心拳状。随音乐口令有节奏地按揉穴位,每拍 1 圈,做 4 个八拍。

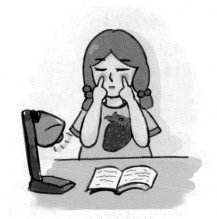

儿童眼睛保健

第四节　按揉风池穴

用双手示指和中指的螺纹面分别按在两侧穴位上,其余三指自然放松。随音乐口令有节奏地按揉穴位。每拍 1 圈,做 4 个八拍。

第五节　按头部督脉穴

双手曲状按压在头部督脉穴上 4 次,从前往后,手指放松。随音乐每拍按揉 1 次,做 4 个八拍。

长时间用眼过度,使眼睛经常处于紧张状态,久而久之就成了近视眼。眼保健操是针对造成近视眼的原因,运用医学中的推拿、穴位按摩等方法综合而成的预防近视眼的措施。眼保健操的穴位按摩,可以通过改善和促进眼眶周围血液循环,缓解眼球周围肌肉痉挛,消除眼疲劳,从而起到预防或缓解近视发生发展的作用。

(2)中医眼部按摩:搓手敷眼法

以双手掌搓手至发热,然后迅速敷盖在眼上,可改善眼周血液循环,缓解视疲劳。

(3)中医眼部按摩:刮眼眶

拇指按压太阳穴,示指关节内侧面轻刮眼眶一圈,先上后下。依次经过睛明、承泣、瞳子髎、攒竹、鱼腰、丝竹空等穴位,对预防近视或假性近视都有好处。一天2次,早晚各1次。

(4)中医眼部按摩:转动眼球

身体坐直,眼睛平视前方,保持头部不动。右臂向右侧完全伸直,抬至肩膀高度,保持手臂绷直并完全伸展,朝头中部呈弧形移动,同时摆动示指,两眼跟着示指的运动,让眼球先转动到最右边,再向上到眼窝最上方,然后到最左边,再到眼窝的底部。

眼球在每一位置停留1秒,开始时做6次,逐渐增加到10~12次。然后用左手重复动作,让眼球沿相反的方向滚动。

(5)中医眼部按摩:眼睛直视

身体坐直,保持头部不动,右臂向前尽力伸展,手心向上,示指伸出并向上直立,然后运动小臂用手指指向鼻子,双眼跟着手臂和手指的运动,在示指接触到鼻子的过程中,眼睛要一直盯住示指。

然后手臂和手指回到开始位置,眼睛跟着恢复原位。开始时每天做6次,逐渐增加到每天10~12次。

15. 正确掌握儿童中药煎煮七要素

(1)煎药的容器

梁代陶弘景说:"温汤勿用铁器。"明代李时珍说:"煎药并忌铜铁器,宜用银器瓦罐。"煎中药首选砂锅、瓦罐,因为它们的性质稳定,不容易与药物发生化学反应;传热慢、受热匀,不容易糊锅,而且价格便宜,所以选用陶瓷制的砂锅、瓦罐是最方便实用的。如果没有砂锅和瓦罐,也可以用不锈钢、搪瓷制品或玻璃器皿代替。忌用铁、铜、铝等金属器具,因为金属容器的化学性质不稳定,容易发生化学反应,影响汤剂质量及功效。器具应洗干净,要求无油污。

（2）煎药的用水

水是煎中药时最重要的因素之一，必须要求洁净澄清，含有矿物质和杂质要少。一般来说，人们在生活中可以饮用的水就可直接煎煮中药。不能直接用沸水煎煮，否则药物中的蛋白质很快就会凝固，影响中药内有效成分的煎出。

（3）加水量

将饮片置煎锅内，加水至超过药物表面 3~5cm 为度，第 2 次煎煮可超过药渣表面 1~2cm。按每克中药加水约 10ml 计算，然后将计算的总水量取 70% 用于第一煎中，余下的 30% 留作第二煎。根据煎药的时间长短，水分蒸发量的多少，中药吸水性能的大小，以及所需药液收得量等，灵活调整加水量。花、草类药物或者煎煮时间较长者应酌情增加加水量。

（4）煎药前的浸泡

浸泡时间应根据药材的性质而定。一般对以花、茎、全草类为主的药材饮片可浸泡 20~30 分钟。以种子、果实为主的药材饮片，浸泡 1h 为宜，使水分充分浸入药材组织，以利于有效成分的溶解和煎出。夏天气温高，浸泡时间不宜过久，以免引起药物酶解或霉败。

（5）时间及火候

一般药物沸腾后再煎煮 30 分钟。解表药、清热药、芳香类药物不宜久煎，沸腾后再煎煮 10~20 分钟即可。因为解表药大部分用的是植物的茎和叶部分，质地疏松，吸水量大，所以煎煮时间可以短一些。滋补药物先用中火煮沸后，改用文火慢煎 40~60 分钟。煎药过程中搅拌药料 2~3次，使药料受热均匀，使药中的有效成分更好地溶于水中。毒性较大的药物经慢火久煎后，如附子、生半夏等，煎煮的时间也要稍长一些，可以降低或消除其毒性。为避免有效成分的损失，需榨渣取汁后合并两次药液，以备服用。儿童中药煎煮时间可参照表 3-3。

表 3-3　儿童中药煎煮时间

汤剂类型	头煎煎药时间 / 分钟	二煎煎药时间 / 分钟
解表药	10~20	10~15
一般药	20~25	15~20
滋补调理药	30~35	20~25

煎煮时要注意火候,未煮沸前可用武火,煮沸后用文火保持微沸状态,同时应注意加盖煎煮,以防药物中挥发性成分逸出。儿童中药煎煮火候可参照表 3-4。

表 3-4　儿童中药煎煮火候

汤剂类型	应用火力
解表药	应用武火速煎,"气足势猛",药力迅速
一般药	应用文火和武火交叉煎煮,使有效成分充分煎出
滋补调理药	开始用武火煎沸,沸后用文火慢煎,使药汁浓厚,药力持久

(6)煎药量

因儿童体质弱,胃容量小,加之喂药较困难,因而药量依据儿童年龄差别,以 50~100ml 为宜。如 3 岁以下可煎至 40ml,分 4 次服下;3~6 岁幼儿可煎至 45ml,分 3 次服下;6~12 岁儿童可煎至 60ml,分 3 次服下;12 岁以上儿童可煎至 90ml,分 3 次服下。

(7)特殊中药的煎煮方法

对于解表药、清热药、芳香类药的煎煮,宜武火急煎,以免药性挥发,甚至发生改变;厚味滋补类药宜文火久煎,使药效尽出;乌头、附子、狼毒等毒性中药宜慢火久煎,可降低毒性。看到注明先煎、后下、包煎、另煎、冲服、烊化、榨汁等字样,具体的操作方法如下:

1)先煎:贝壳类、矿物类、动物角甲类等质地坚硬的药材,有效成分不易煎出,需先煎 20 分钟,然后再加入群药。如生牡蛎、生石膏、龟甲等。乌头、附子、商陆等有毒之药,需先煎才可减毒。

2)后下:含挥发性成分、久煎后有效成分易被破坏的饮片,需在首煎出汤前 10 分钟放入此药。如薄荷、广藿香、砂仁、钩藤、大黄等。

3)包煎:含黏液较多、含绒毛饮片、花粉等需用布包包好,放入锅内与群药同煎,以免浮于表面或沉于锅底,也可避免刺激咽喉而引发咳嗽。如车前子、旋覆花、生蒲黄等。

4)另煎:一些贵重药材需单煎 20 分钟,煎透取汁之后放入杯中兑服,然后药渣并入群药再进行煎煮。如人参、西洋参、水牛角等。

5)冲服:一些用量少、贵重的中药宜研成粉末,需用煎好的群药药液送服。如三七粉、川贝母粉、羚羊角粉等。

6)烊化:一些胶类、蜜膏类中药不宜与群药同煎,需置于其他容器内加适量水,应用水蒸气加热熔化后再与群药混匀分服。如阿胶、鹿角胶、饴糖等。

7)榨汁:对于临床使用的鲜药,如鲜生地黄、生藕、鲜姜、鲜芦根等,可榨汁后兑入汤剂服用。

16. 正确掌握儿童服用中药方法及剂量,达到治疗目的

与成人相比,儿童患者服药困难是普遍的问题,由于儿童年龄小,对味道较差的中药难以接受,导致服药困难。

(1)儿童服药方法

首先将两次滤出的药液混合,静置 30 分钟左右后,去掉上层浮沫和底部沉淀的药渣,取其上清液即可服用。药液的温度要适中,过热容易刺激口腔、咽喉、食管、胃黏膜等;过凉不但会刺激肠胃引起呕吐、泄泻,还会影响药效。儿童发热烦渴、汗出淋漓,中药宜冷服并多饮温开水;外受冷寒引起感冒,中药宜热服,以助发散;一般疾病中药宜温服。

儿童宜采用少量多次的服药方法。一般可选早餐后 30 分钟、午餐后 30 分钟、晚餐后 30 分钟与睡觉前 30 分钟,分 4 次服用。根据儿童年龄不同,每次服药量控制在 20~60ml 即可。婴儿可不必强调具体分几次服用,可采用分多次代水频服方法,只要能将一日剂量服完即可。

不要捏着鼻子灌药,以免药液呛入气管。可用小勺将药液顺嘴边缓缓灌进,服药后要休息一段时间,利于药物吸收。

(2)儿童服药用量

儿童汤剂的煎服方法一般与成人相同。但儿童服药量需比成人小。汤剂处方用药总量,一般新生儿用成人量的 1/6,乳婴儿用成人量的 1/3~1/2,幼儿及幼童用成人量的 2/3 或用成人量,学龄儿童用成人量。用药总量的减少,可以通过减少药味和每味药的药量来达到。

煎出的药液总量,要根据年龄大小来掌握,一般婴儿 60~100ml,幼儿及学龄前儿童 150~200ml,学龄儿童 200~250ml。每日服药次数可按照患儿每次服药量和病情特点灵活掌握,可分 3~5 次服用。

(3)儿童服药能否加糖?

为了让患儿能乖乖喝下中药,家长往往会在中药里加入一些白糖去苦味。但是糖类也具有一定的药性及疗效,例如,糖具有润肺和中、补脾

缓肝的功效,可用来治疗肺燥咳嗽、口干舌燥、胃痛等病症。

食用蔗糖有一定的禁忌,凡是舌苔厚腻者或腹胀中满、湿热内阻的患儿不宜吃蔗糖。如果在服用化湿理气的中药时加糖,反而会对疾病雪上加霜。还有一些寒性中药也不适合加糖,因糖属温性,会降低中药的疗效。另外,肥胖、痰湿体质的儿童长期服用糖会影响消化功能,引发腹胀、消化不良等疾病。

中药加糖也要辨证,有小便黄、面赤、身热、便秘等症状的患儿多为热证,药物中最好不加糖;红糖味甘易生湿,因此舌苔厚腻的湿热患儿不宜加;白糖性寒,患有寒证疾病的患儿服之易加重病情,也不宜加。

(4)儿童服药禁忌

服用中药期间应饮食清淡,忌食生冷、油腻、辛辣等不易消化或有特殊刺激性食物,以免影响药效。

［1］李新华.《中国公民健康素养——基本知识与技能》的界定和宣传推广简介 [J]. 中国健康教育, 2008, 24 (5): 385-388.

［2］何清湖.《中国公民中医养生保健素养》解读 [J]. 中医健康养生, 2016 (6): 80.

［3］张学梓, 钱球海, 郑翠娥. 中医养生学 [M]. 北京: 中国医药科技出版社, 2002.

［4］于晓彦, 汤少梁, 王高玲. "治未病"理念下的中医特色预防保健服务及政策研究 [J]. 中国卫生政策研究, 2015, 8 (2): 71-75.

［5］中华人民共和国卫生部. 母婴健康素养——基本知识与技能 (试行)[J]. 中国社区医师, 2012, 28 (7): 28.

［6］谈勇. 中医妇科学 [M]. 10 版. 北京: 中国中医药出版社, 2016.

［7］中国营养学会膳食指南修订专家委员会妇幼人群膳食指南修订专家工作组. 备孕妇女膳食指南 [J]. 临床儿科杂志, 2016, 34 (10): 798-800.

［8］宋昊翀, 孙冉冉, 张惠敏, 等. 衰老的中医理论研究 [J]. 中华中医药杂志, 2015, 30 (6): 1889-1893.

［9］贺晓敏, 骆灵, 杨敏, 等. 中医穴位按摩配合产时综合护理干预对初产妇分娩质量的影响 [J]. 西部中医药, 2015, 28 (7): 132-136.

［10］杨维佳. 张景岳在妇产科方面的七情致病理论及其应用 [J]. 福建中医药, 2012, 43 (2): 53-54.

［11］何军琴, 陈宝英, 古梅, 等. 中医对产后缺乳的认识及治疗现状 [J]. 中国中医药信息杂志, 2006, 13 (4): 93-95.

［12］中国中医药信息学会外治分会. 中药溻渍法临床外用技术规范 (草案)[J]. 中国现代应用药学, 2019, 36 (24): 3116-3120.

［13］马融. 中医儿科学 [M]. 10 版. 北京: 中国中医药出版社, 2016.

［14］刘明军, 王金贵. 儿童推拿学 [M]. 10 版. 北京: 中国中医药出版社, 2016.

［15］徐超, 赵虹, 徐楚韵. 从《黄帝内经》论述四季养生 [J]. 中医学报, 2013, 28 (12): 1827-1828.

［16］张丽萍. 现代中医情志学 [M]. 北京: 中国医药科技出版社, 2011.

［17］刘莉群, 崔文强, 徐飞, 等. "治未病" 探析与思考 [J]. 辽宁中医药大学学报, 2014, 16 (12): 134-136.

［18］王永炎. 中医内科学 [M]. 上海: 上海科学技术出版社, 1997.

［19］翟华强, 程伟, 闫永红. 中药养生彩色图谱 [M]. 北京: 化学工业出版社, 2014.

［20］翟华强, 赖南沙, 王燕平. 中药养生基本功 [M]. 北京: 人民卫生出版社, 2016.